ISBN 978-3-662-23935-3   ISBN 978-3-662-26047-0 (eBook)
DOI 10.1007/978-3-662-26047-0

24.8 Die Therapie der Herzinsuffizienz

Von A. KRAUTWALD

24.8.1 Allgemeine Einführung

Die Behandlung eines Kranken mit Herzinsuffizienz erfordert stets die Anwendung einer Reihe verschiedener therapeutischer Maßnahmen. Sie wird sich als besonders wirksam erweisen, wenn sie individuell erfolgt und nicht nur symptomatisch, sondern darüber hinaus möglichst auch kausal betrieben wird.

Die Vielzahl der Ursachen, die zur Herzinsuffizienz führen, sind ausführlich in den Abschnitten 24.3 und 24.4 behandelt.

Unter Berücksichtigung des Schweregrades und der Ursache der Herzinsuffizienz kommt eine unterschiedliche Kombination von Maßnahmen zur Behandlung in Frage. Diese erstrecken sich auf die:

I. *Symptomatische Therapie*

1. Allgemeinbehandlung,
2. Glykosidtherapie,
3. Anwendung von Diuretica,
4. diverse therapeutische Adjuvantien medikamentöser Art, allgemeine Maßnahmen wie Sauerstoffbehandlung, Punktion von Transsudaten, Verminderung der zirkulierenden Blutmenge u.a.,
5. chirurgische Therapie, z. B. durch Aneurysmektomie

II. *Kausale Behandlung*

1. der Grundkrankheiten, welche über eine Schädigung des Myokards zur Herzinsuffizienz führten und diese weiterhin unterhalten, wie Coronarerkrankungen, Infektionen, rheumatischer Formenkreis, Myokarditis, metabolische Störungen, hormonale Erkrankungen (die jeweils spezifische Therapie ist in den entsprechenden Kapiteln abgehandelt),
2. durch Beseitigung der Ursachen, die zu einer akuten oder chronisch erhöhten Druck- oder Volumenbelastung einer oder beider Herzkammern Veranlassung geben. Hierzu gehören die medikamentöse Behandlung einer Hypertonie sowie die chirurgische Therapie zur Korrektur von Vitien u. a. (auch hier ist die jeweils spezifische Therapie in den entsprechenden Kapiteln dargestellt).

III. *Prophylaktische Maßnahmen* zur Verhinderung einer erneuten Dekompensation rekompensierter Patienten (s. Abschnitt 24.8.10).

24.8.1.1 Therapieplan

Zu Beginn der Behandlung eines Kranken mit Herzinsuffizienz empfiehlt es sich, ein therapeutisches Programm aufzustellen und die in Frage kommenden therapeutischen Möglichkeiten zu erwägen. Solch ein Therapieplan, der im Verlaufe der Behandlung kontrolliert (geändert oder ergänzt) wird, garantiert am ehesten eine wirksame individuelle Behandlung (KRAUTWALD, 1973). Er bewahrt vor einer gedankenlosen Routinetherapie und berücksichtigt durch seine flexible Gestaltung die jeweilige Reaktionslage des Kranken und auch die Zumutbarkeit der verordneten therapeutischen Maßnahmen — z. B. Vermeidung von unnötigen Belästigungen durch nicht lebensnotwendige parenterale Injektionen, Tropfeinläufe u. a. mehr.

Einzelne Behandlungsverfahren der Herzinsuffizienz waren hinsichtlich ihres Wertes zeitweilig umstritten. Das galt besonders bezüglich des Beginns der Herzglykosidmedikation. So wurde u. a. diskutiert, ob es für einzelne Kranke nicht ratsam sei, die Therapie der Herzinsuffizienz zunächst nur mit Schonung, Ruhe und Diät durchzuführen.

Mit den jeweiligen therapeutischen Maßnahmen sollte stets individuell, entsprechend dem Schweregrad der Herzinsuffizienz und der speziellen Krankheitssituation begonnen werden.

Grundsätzlich ist zu beachten:

1. Soll eine Monotherapie erfolgen, dann nur mit Herzglykosiden.
2. Die Basistherapie jeder muskulären Herzinsuffizienz ist die Glykosidmedikation.
3. Mit dieser ist so früh als möglich zu beginnen, d. h. sobald Funktionsstörungen des Herzens, wie *Belastungskontraktilitätsminderung* bzw. *Belastungsherzinsuffizienz* auftreten, da bei diesen Störungen, insbesondere bei körperlich arbeitenden Patienten, mit einem baldigen Auftreten von Ödemen zu rechnen ist.
4. Die Art der zusätzlichen Schonung hat sich nach dem Ausmaß der bestehenden Funktionseinschränkungen zu richten.
5. Der Beginn einer Behandlung mit Diuretica hängt von den Folgezuständen der Herzinsuffizienz ab, wie dem Ausmaß der Ödeme, sowie von der Effektivität der Glykosidmedikation.

Für die Mehrzahl mittelschwerer Fälle von Herzinsuffizienz sind eine gleichzeitig begonnene Schonbehandlung und Glykosidmedikation als am zweckmäßigsten zu empfehlen. Ein sofortiger gleichzeitiger Beginn mit Herzglykosiden und mehreren anderen therapeutischen Maßnahmen einschließlich Diuretica ist in der Regel nur bei Lebensbedrohung (Lungenödemen) geboten.

24.8.2 Allgemeinbehandlung

24.8.2.1 Körperliche Schonung und Lagerung

Die Entlastung des insuffizienten Herzens von jeder vermeidbaren Arbeit stellt einen wichtigen Teilfaktor in der Behandlung der Herzinsuffizienz dar.

Die Entscheidung, ob ein Herzkranker arbeitsunfähig ist, stationärer Behandlung oder gar strenger Bettruhe bedarf oder lediglich nur seine körperliche Arbeit zu reduzieren ist und schädigende Lebensgewohnheiten abzustellen sind, hängt vom Schweregrad der Herzinsuffizienz ab.

Kranke mit rechts- und/oder linksseitigen Stauungszeichen (s. Abschnitt 24.6) sowie solche mit Herzinsuffizienz infolge akuter bzw. florider Grundkrankheiten (Myokardinfarkt, Myokarditis u. a.) sind stationär zu behandeln.

Als vorübergehend arbeitsunfähig, aber nicht unbedingt stationärer Behandlung bedürftig sind Patienten zu beurteilen, welche vorwiegend körperliche Arbeit zu leisten haben und bei Belastungen, die bislang keine Beschwerden verursachten, mit Atemnot reagieren, aber noch keine Stauungszeichen erkennen lassen (s. Tabelle 24.1). Über das weitere berufliche Schicksal entscheidet das Ergebnis der Dauerdigitalisierung.

Besonders eindrücklicher Hinweise auf die Notwendigkeit einer körperlichen Schonung bedarf es bei Patienten mit Herzinsuffizienz, welche freien Berufen angehören und bei Hausfrauen, die oft ungebührlich lange eine stationäre Behandlung scheuen. Besteht eine manifeste Stauungsinsuffizienz, so sollte auch bei diesen, wenigstens für einige Zeit, auch im Hinblick auf eine Ausschaltung evtl. vorhandener seelischer Störeinflüsse, auf einer stationären Behandlung bestanden werden.

Der Nutzen der *Bettruhe* hängt entscheidend von der richtigen Lagerung des Patienten ab. Sie soll bequem sein, wobei auch der Kopf durch entsprechende Kissen gestützt wird, um den Kranken auch von solcher Muskelarbeit zu befreien. Der Körper soll in halbschräg aufgerichteter Lage ruhen, entsprechend gestützt sein und einen vom Kranken als günstig empfundenen Neigungswinkel zur Horizontalen einnehmen. Die Unterhaltung ist mit einem an Ruhedyspnoe leidenden Kranken auf ein Minimum zu beschränken. Dem Schwerkranken sind anfangs jegliche, auch nur geringe Muskelarbeit erfordernde Verrichtungen durch sorgfältige Pflege abzunehmen (Hilfeleistung bei der Nahrungsaufnahme, Körperpflege, kräftesparender Modus bei Entleerung von Urin und Faeces).

Wenn kein *Herzbett* verfügbar ist, welches Körper und untere Extremitäten in beliebig verschiedenen Ebenen zu lagern und damit die hydrostatischen Verhältnisse zu variieren gestattet, kann das Kopfende des Bettes mit Holzklötzen erhöht werden. Die Füße des Kranken sind dann durch eine im Bett am Fußende befindliche Kiste abzustützen.

Eine flache, evtl. anläßlich diagnostischer Maßnahmen veranlaßte horizontale Lagerung eines Kranken mit schwerer Dekompensation ist selbst für nur kurze Zeit zu vermeiden. Ein plötzlicher vermehrter Rückfluß von Blut von etwa einem halben Liter aus den vorher tiefer gelagerten Extremitäten zu den bereits gestauten Lungen kann ein Lungenödem zur Folge haben (s. Abschnitt 24.7.2).

Bei *Orthopnoe* infolge hochgradiger Lungenstauung, bei nächtlichen Paroxysmen von Dyspnoe oder Asthma cardiale wird eine sitzende Position mit herabhängenden unteren Extremitäten von den Kranken oft als die erträglichste Lage empfunden. Es sollte nicht dogmatisch auf Bettruhe bestanden, sondern dafür gesorgt werden, daß in solchen Fällen der Kranke für einige Stunden oder evtl. sogar für die ersten Nächte in einem Backensessel mit entsprechender Kopf- und Rückenstützung und zweckmäßig schräg herabhängender Lagerung der Beine eine weitgehend bequeme Ruhestellung einnehmen kann. Diese ist u. U. kräftesparender als ein Aufenthalt selbst in einem Herzbett. Bedauerlicherweise findet man auf modernen Krankenstationen nur noch selten bequeme Sessel.

Strenge Bettruhe ist möglichst auf einige Tage zu beschränken. Das gilt besonders für ältere Patienten. „Oft ist das Bett der Tod der alten Leute."

Sobald Kranke keine Ruhedyspnoe mehr aufweisen, kann auch bei noch bestehenden Ödemen das Ruheregime gelockert werden. Auch wenn die Entstehung von Thrombosen lediglich durch Bettruhe nicht erwiesen ist, lehrt die Erfahrung, daß längere Zeit bettlägerige Herzkranke in erhöhtem Maße zu Thrombosen neigen. Komplikationen, wie Thromboembolien, hypostatische Pneumonien, körperliche Fehlhaltung, ein bald auftretender Trainingsverlust der Muskulatur und oft auch eine psychische Fehleinstellung des Patienten seiner Krankheit gegenüber sind häufige Folgen zu langer Bettruhe und unterlassener prophylaktischer Maßnahmen.

24.8.2.2 Krankengymnastik

Es ist wichtig, bereits zu Beginn der Behandlung eines bettlägerigen Kranken mit Herzinsuffizienz heilgymnastische Maßnahmen in Form von Atemübungen, passiven Bewegungen der Extremitäten und bald auch aktiven leichteren Beinbewegungen zu veranlassen. Hautreize durch kalte Abklatschungen, Bürstenmassagen und andere physikalische Maßnahmen sind ebenfalls geeignet, Komplikationen zu verhindern.

Eine beginnende Thrombose oder erste Anzeichen einer hypostatischen Pneumonie werden nur dann frühzeitig erkannt, wenn bei der täglichen Visite bewußt nach derartigen Veränderungen gefahndet wird, um rechtzeitig eine spezielle Therapie einleiten zu können.

Die Lockerung einer anfangs notwendigen Bettruhe muß dosiert erfolgen, beginnend etwa mit der Erlaubnis, den Nachtstuhl zu benützen, dann täglich für einige Minuten frei am Bettrand zu sitzen, zum Waschen aufzustehen und bei Rückgang der Dekompensationserscheinungen die Mahlzeiten außer Bett einzunehmen und weiterhin mehrere Stunden täglich aufzusein. Unter dieser Lockerung des Ruheregimes ist jedoch nicht eine generelle Frühmobilisation zu verstehen, denn Kranke mit Ruhe- und Belastungsinsuffizienz bedürfen auch nach Beseitigung der Insuffizienzzeichen außer der kontinuierlich fortzuführenden Glykosidmedikation noch einer mehrwöchigen Rekonvaleszenz mit Vermeidung körperlicher Belastung, um die Rekompensation des Kreislaufs optimal und dauerhaft zu gestalten.

24.8.2.3 Allgemeine und medikamentöse Sedierung

Im Rahmen der Allgemeinbehandlung ist es auch wichtig, für eine psychische Beruhigung des Kranken zu sorgen. Die Grundstimmung des Herzkranken mit Dyspnoe ist meist eine ängstliche innere Unruhe. Das entsprechende Milieu eines ruhigen, gut gelüfteten Zimmers trägt wesentlich zur Beruhigung des Kranken bei. Eine solche gelingt oft schon ohne Pharmaca durch Fernhalten störender äußerer Einflüsse (unerwünschte Besucher u. a.).

Oft trägt zur Beruhigung die frühzeitige Kontaktaufnahme mit einer Sozialfürsorgerin bei, durch deren Hilfe dem Kranken einzelne Sorgen abgenommen werden können. Familiäre oder berufliche Konfliktsituationen sollten erst, wenn es dem Kranken besser geht, evtl. unter Mithilfe eines Psychotherapeuten zu lösen versucht werden.

Entsprechender Takt bei der Besprechung der Art der Erkrankung (z. B. bei Krankendemonstrationen), der voraussichtlichen Dauer der Behandlung, der erforderlichen Gesamtumstellung und der Prognose des Leidens, die zu erfahren der Kranke oft frühzeitig drängt, trägt weiterhin zur Beruhigung des Kranken bei. Seine richtige Führung erfordert auch eine kurze Rücksprache mit einem der Angehörigen — Erreichbarkeit des behandelnden Arztes während der Besuchszeit — da die Atmosphäre des Vertrauens und die Beruhigung auch über die Einflußnahme der Angehörigen gefördert werden kann.

Besonders unruhige, leicht erregbare Patienten, welche durch das ungewohnte, keineswegs immer beruhigende Krankenhausmilieu (provisorische Unterbringung auf dem Korridor, unruhige, schwerkranke Mitpatienten im Krankenzimmer u.a.) innerlich nicht zur Ruhe kommen, bedürfen einer Behandlung mit Sedativa in Form von Hypnotica in geringer Dosierung oder Tranquilizern. Vor einer Anwendung von Barbituraten ist es ratsam, die Patienten oder Angehörigen nach einer evtl. vorhandenen Allergie dieser Substanzgruppe gegenüber zu fragen. Als *Sedativa* kommen ungeachtet der zahlreich vorhandenen Tranquilizer weiterhin die bewährten Barbiturate Phenobarbital (WHO) bzw. Methylphenobarbital (WHO) in Frage.

Tranquilizer: Bestehen Angst oder nicht psychotische innere Spannungszustände, so ist u. U. die Anwendung von Tranquilizern angezeigt, deren potenzierende Wirkung auf Hypnotica (Antihistaminica u.a. auch auf Alkohol) jedoch zu beachten ist. Am zweckmäßigsten werden nur einige von ihnen in das therapeutische Repertoire aufgenommen, um mit diesen wenigen, dafür aber bezüglich Dosierung und Wirkung gut bekannten Präparaten den gewünschten Effekt erzielen zu können. Von den zahlreichen im Handel befindlichen Präparaten (KRAUTWALD, 1972) soll hier die mittlere Tagesdosis nur von einigen Benzodiazepinen angegeben werden:

Diazepam (WHO): 10–30 mg,
Oxazepam (WHO): 10–30 mg,
Dikalii chlorazepas (WHO): 10–20 mg.

In konventioneller Dosis wirken die Tranquilizer dämpfend auf das ZNS, ohne Müdigkeit zu bewirken. Auch sie können allergische Reaktionen und unerwünschte Nebenwirkungen verursachen. Als Sedativa für Herzkranke sollten sie nur kurzfristig angewandt werden.

Der Wert der Phenothiazine liegt in ihrer neuroleptischen Wirkung. Als Sedativa sind sie für Kranke mit Herzinsuffizienz entbehrlich, da sie keine Vorteile gegenüber den Tranquilizern und den übrigen Sedativa bieten. Nur gelegentlich wird auch die Verordnung von Thymoleptica, wie z. B. von Doxepinhydrochlorid (WHO), erforderlich sein.

Hypnotica: Sie sind für Kranke mit schwerer Herzinsuffizienz in den ersten Tagen der Behandlung, bevor die Herzglykosidwirkung voll zur Entfaltung kommt, meist unentbehrlich. Mehrere schlaflos verbrachte Nächte mit meist auch erheblicher körperlicher Unruhe, unökonomisch vermehrter Atemarbeit und eine evtl. mehrmalige Belästigung durch Nykturie bedeuten keine „schonende Bettruhe", sondern einen erhöhten Sauerstoffverbrauch und damit eine weitere Belastung des Herzens.

Als Hypnotica kommen in erster Linie Substanzen mit langer oder mittellanger Wirkung in Frage. Bewährt sind die Barbiturate Phenobarbitol (WHO) (in einer Dosierung von 0,1 bis 0,2 g) bzw. Cyclobarbital (WHO) in einer Dosis von 0,2 g.

Die barbituratfreien Hypnotica sind in ihrer Wirkung den Barbituraten ähnlich, jedoch schwächer wirksam und bedürfen daher einer Dosierung von in der Regel 0,2 bis 0,5 g als Einzelgabe.

Um eine unerwünschte Atemdepression zu vermeiden, sollte bei Kranken, welche nicht an Hypnotica gewöhnt sind, anfangs die konventionelle mittlere Dosis nicht überschritten werden.

Hypnotica sind nur kurzfristige Adjuvantien der Allgemeinbehandlung. Mit fortschreitender Rekompensation und optimaler Glykosiddosierung sind sie rechtzeitig abzusetzen, um eine Gewöhnung zu vermeiden. Auch bei ambulant zu behandelnden Herzkranken, welche über Schlaflosigkeit klagen, ist zuerst zu prüfen, ob die verordnete Glykosiddosis nicht zu niedrig ist, vom Kranken regelmäßig genommen wird, ob das Maß der erlaubten Belastung überschritten wird und ob nicht umweltbedingte Schlafstörungen und unzweckmäßige Lebensgewohnheiten (Kaffee- oder Teegenuß am späten Nachmittag, Alkohol in kleineren exzitierenden Dosen, Lektüre vor dem Schlafengehen u. a.) abzustellen sind.

Häufig ist lediglich eine wirksame Herzglykosidmedikation für den Kranken mit Herzinsuffizienz das beste Schlafmittel.

24.8.2.4 Die Ernährung bei Herzinsuffizienz

Die Ernährung des Kranken mit Herzinsuffizienz bedarf der Beachtung einer:
a) der Ernährungslage des Patienten entsprechenden Calorienzufuhr, ausreichend bzw. reichlich eiweißhaltigen Kost,
b) Restriktion der Kochsalzzufuhr und
c) der Vermeidung schwer verdaulicher, flatulenzfördernder Speisen.

Es gibt keine der jeweiligen Krankheitslage gerechtwerdende Standardherzdiät. Zum Behandlungsplan gehört daher, daß diesbezügliche individuelle Anordnungen getroffen werden. Routinemäßiger Beginn nach einem Therapieschema mit Obstsaft-, Milch-, Apfel-, Reistagen oder anderen diätetischen Modifikationen sind nur für Patienten mit hochgradiger Herzinsuffizienz und Stauungserscheinungen zweckmäßig bzw. erforderlich. Für weniger schwere und leichte Formen der Herzinsuffizienz stellen diese strengen Fastentage eine u. U. nutzlos fortgeführte Unterernährung dar. Besondere Restriktionen sind nur bei wirklicher Indikation gerechtfertigt. Sie sollten möglichst auch das subjektive Wohlbefinden des Kranken berücksichtigen. Jede dogmatische Strenge ist meist unangebracht. Verbote sind auf das erforderliche Minimum zu beschränken.

Der Appetit des Kranken mit schwerer Herzinsuffizienz ist infolge einer Stauung im Gastrointestinaltrakt ohnedies gestört; die Calorienzufuhr ist daher meistens ungenügend. Prinzipiell sind jedoch auch Kranke mit Herzinsuffizienz, sofern kein echtes Übergewicht besteht, nach Maßgabe ihres sich bessernden Appetits quantitativ und qualitativ vollwertig zu ernähren.

Eine etwaige Entlastung der Herzarbeit durch mehrtägige calorienarme Ernährung und der damit verbundenen Verringerung des O_2-Bedarfs infolge Verminderung der Verdauungsarbeit ist nur schwer beurteilbar, aber sicher nicht von entscheidender Bedeutung (sicher jedoch bei akutem Myokardinfarkt).

Länger bestehende Appetitlosigkeit durch Stauungsgastritis und dadurch verursachte verminderte Nahrungsaufnahme, erhöhte Atemarbeit mit einer Steigerung des Grundumsatzes um 30–40 % bewirken gelegentlich eine erhebliche Gewichtsabnahme, die bei chronisch dekompensierten Patienten oft erst nach Ausschwemmung ihrer Ödeme voll erkannt wird.

Die *Calorienzufuhr* für den einzelnen Kranken mit Herzinsuffizienz ist daher bereits während seiner Behandlung entsprechend seinem zu erhaltenden oder anzustrebenden Idealgewicht zu bemessen, d. h. Calorienzufuhr im Sinne einer Aufbau-, Erhaltungs- oder Reduktionskost.

Herzinsuffiziente Patienten mit realem Übergewicht bedürfen einer Reduktion ihrer Calorienzufuhr, welche, wenn in absehbarer Zeit ein Resultat erzielt werden soll, um 800–1000 kcal täglich betragen muß und vornehmlich aus Eiweiß zu bestreiten ist. Eine wenigstens überschlagsmäßige Berechnung der Ernährung des Herzkranken empfiehlt sich auch im Hinblick auf die tägliche *Eiweißzufuhr*. Die Stickstoffbilanz beim Kranken mit Herzinsuffizienz ist oft negativ. Eine verminderte Nahrungsaufnahme infolge gelegentlicher Appetitlosigkeit wirkt sich meistens besonders nachteilig auf die tägliche Eiweißzufuhr aus. Ein Eiweißverlust durch evtl. Stauungsproteinurie, durch Ödembildung und Auftreten seröser Ergüsse in den Körperhöhlen verursacht z. T. in Zusammenhang mit einer gestörten Eiweißbildung in der chronisch gestauten Leber eine Hypoproteinämie. Erniedrigter kolloidosmotischer Druck durch Hypalbuminämie verzögert die Ausscheidung von Ödemen und damit auch die Rekompensation.

Auf einer ausreichend eiweißhaltigen Ernährung, welche bei Hypoproteinämie sogar eiweißreich (1,5–2 g/kg täglich) sein sollte, ist daher besonderes Gewicht zu legen.

Bei Hypoproteinämie erheblichen Grades und vorhandenen therapieresistenten Ödemen ist eine kurzfristige mehrmalige *parenterale Albuminzufuhr* zu erwägen.

Bei allen Varianten des Ernährungsregimes empfiehlt es sich, die Kost leicht verdaulich zu gestalten, die Nahrung auf mehrere kleine Mahlzeiten zu verteilen, flatulenzfördernde Gerichte und kohlensäurehaltige Getränke zu vermeiden.

24.8.2.5 Zur Natriumrestriktion

Die Pathogenese des kardialen Ödems ist komplexer Natur (s. Abschnitt 24.6.4). Maßgebend therapeutisch beeinflußbar ist das kardiale Ödem neben einer Herzglykosidmedikation und vermehrten Natriumausscheidung mit Hilfe von Saluretica durch eine Restriktion von Natrium in der Nahrung. Sie trägt dazu bei, die Serumosmolarität zu erniedrigen, die Adiuretinsekretion zu vermindern und dadurch die Wasserausscheidung der Nieren zu begünstigen.

Hinsichtlich der praktischen Durchführbarkeit einer Natriumbeschränkung in der Nahrung ist zu unterscheiden zwischen einer:
streng natriumarmen (bis 1 g NaCl/Tag),
einer natriumarmen (bis 3 g NaCl/Tag) und
einer natriumreduzierten Ernährung (bis 5 g NaCl/Tag).

Eine *streng natriumarme* oder eine natriumarme Diät zur Unterstützung der Herzglykosidwirkung ist allenfalls indiziert zu Beginn der Behandlung einer schweren Herzinsuffizienz mit ausgeprägten Ödemen. Obstsaft- oder Teetage sind streng natriumarme Fastentage. Reisbreidiät mit Kompottzufuhr ermöglicht ohne besonderen Aufwand für einige Tage ebenfalls ein streng natriumfreies Ernährungsregime.

Eine *natriumarme Diät* einzuhalten empfiehlt sich, wenn mit Herzglykosiden und Saluretica keine befriedigende Ödemausscheidung zu bewirken ist.

Da gut wirksame und weitgehend unschädliche Saluretica zur Verfügung stehen, braucht eine natriumarme Kost in der Regel nur für kurze Zeit eingehalten zu werden, so daß meistens bald auf ein leichter auch für längere Zeit durchführbares, lediglich natriumreduziertes Ernährungsregime übergegangen werden kann.

Bei einer *natriumreduzierten Kost* kann auf besonders salzarm hergestellte Grundnahrungsmittel verzichtet werden. Zu beachten ist, daß ebenfalls wie bei einer natriumarmen Kost eine Salzzufuhr beim Kochen und Braten zu unterlassen und daß auf besonders salzhaltige Nahrungsmittel zu verzichten ist. Dazu gehören als wichtigste: roher Schinken, roher Speck, Salzhering, Corned beef, Mettwurst, Salami, Leberwurst, gekochter Schinken, geräucherter Aal, Bückling sowie Lachs, Camembert, Hart- und Halbfettkäse, Corn flakes und Trockenmilchpulver. Diese Einschränkungen vermögen den Kochsalzgehalt auf etwa 4–5 g täglich zu reduzieren.

Es empfiehlt sich bereits bei Patienten mit Herzinsuffizienz leichteren Grades und nur geringfügigen Ödemen, mit einer natriumreduzierten Kost zu beginnen. Ferner sollten Patienten, die bereits wieder kompensiert sind, die aber trotz Glykosidmedikation infolge ihrer körperlichen Belastung leichter zu Ödembildung neigen, eine Natriumrestriktion in ihrer Kost beibehalten.

Gewürze und Küchenkräuter können natriumreduzierte Kostformen so schmackhaft gestalten, daß der reduzierte Natriumgehalt in den Speisen kaum mehr als eine Beschränkung empfunden wird. Erlaubt sind: Pfeffer, Paprika, Curry, Kümmel, Petersilie, Dill, Essig, Citrone, Zimt, Nelken, nicht jedoch wegen des hohen Kochsalzgehaltes Tomaten-Ketchup.

Nur natriumfreie Salze können als brauchbare Diätsalze für Herzkranke Verwendung finden. Das Sina-Salz von Nordmark ist natriumfrei und enthält nur Kalium, Magnesium, Calciumsalze und Glutaminate. Bislang gibt es noch kein natriumfreies Diätsalz, welches geschmacklich als ein befriedigendes Ersatzmittel für Kochsalz gelten kann.

Eine unbeschränkte Kochsalzzufuhr sollte keinem Patienten, der einer Dauermedikation mit Herzglykosiden bedarf, gestattet werden.

Der *Natriumgehalt von Mineralwässern* bedarf ebenfalls einer Beachtung. Einige sind relativ natriumreich und als Getränke daher in größerer Menge während eines natriumreduzierten Regimes ungeeignet. Emser Kränchen enthält z.B. in 1 kg 41 mval Natrium (=955 mg Na, bezogen auf NaCl 2,4 g); Heppinger Heilwasser 37 mval Na (856 mg Na entsprechend 2,2 g NaCl); 1 kg Fachinger Wasser 26 mval Na (602 mg Natrium, bezogen auf NaCl 1,5 g, was etwa dem NaCl-Gehalt von 1 Liter Vollmilch entspricht).

Kontraindikationen für die Durchführung einer natriumarmen Diät stellen lediglich Krankheiten dar, die bereits mit Elektrolytstörungen einhergehen, z.B. Hyponatriämie beim Morbus Addison.

Eine längere Zeit natriumarm durchgeführte Kost bedeutet nur dann eine Gefahr, wenn plötzlich durch interkurrente Erkrankungen zusätzliche hohe Natriumverluste auftreten, z.B. durch Brechdurchfälle, starkes Schwitzen, eine schwere lobäre Pneumonie oder mehrfach verabreichte Diuretica in hoher Dosierung. Ein Natriummangelsyndrom kann dann die Folge sein (s. u.).

Die *Trinkmenge* bedarf bei Patienten mit Herzinsuffizienz, sofern eine Natriumrestriktion gewährleistet ist, auch bei bestehenden Ödemen in der Regel keiner Beschränkung. Als Getränke kommen Obstsäfte, dünner Tee, Malzkaffee oder Quellwasser ohne Kohlensäurezusätze in Frage. Gegen (auch starken) Bohnenkaffee am Morgen ist bei Patienten, die daran gewöhnt sind und sich nicht in einer besonderen Erregbarkeitsphase befinden, nichts einzuwenden. Auch eine noch nicht völlig kompensierte Hypertonie ist keine Kontraindikation für den mäßigen Genuß von Kaffee.

Die tägliche Trinkmenge sollte jedoch auch während der Zeit einer Natriumrestriktion etwa 1,5–2 l nicht überschreiten.

Ist vor Beginn der Ödemausscheidung bei schon begonnener Natriumrestriktion die 24-Stunden-Urinmenge noch niedrig

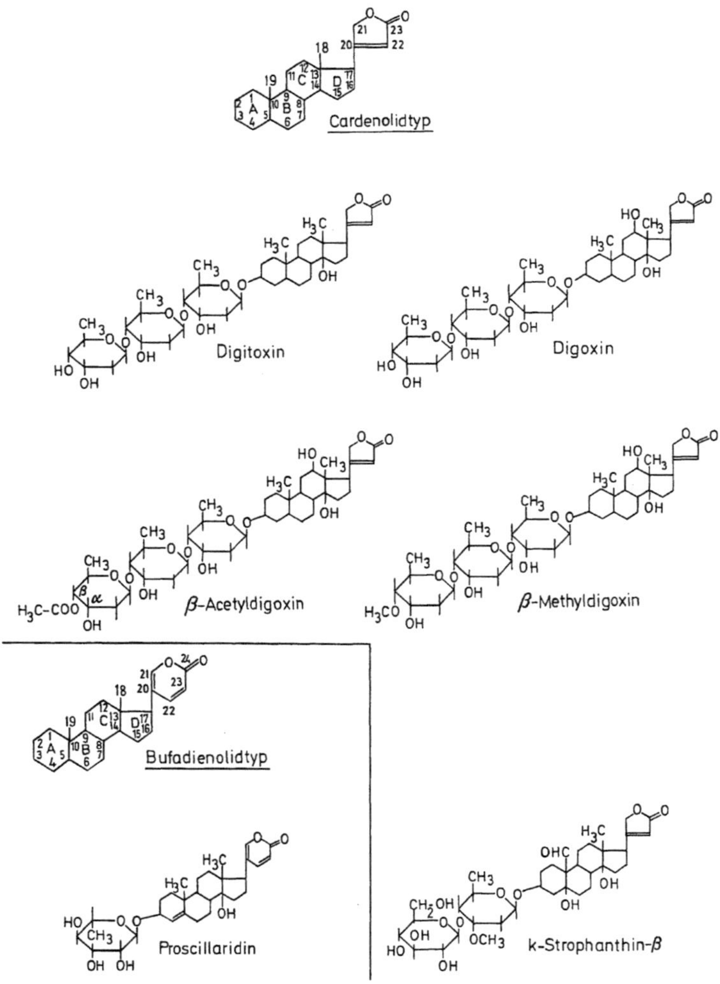

Abb. 24.23. Strukturformeln der therapeutisch wichtigsten Herzglykoside

(unter 500 ml), so sollte die täglich zugeführte Flüssigkeitsmenge zunächst nicht größer sein, als die 24-Stunden-Urinmenge plus 500–800 ml. Eine mehrtägige *Flüssigkeitsbeschränkung* auf etwa 1 l täglich ist bei Patienten mit akutem kardialem Lungenödem geboten, deren Flüssigkeitsausscheidung auch bei begonnener Natriumrestriktion noch nicht wieder voll in Gang gekommen ist. Eine Flüssigkeitsbeschränkung auch bei gleichzeitiger Natriumrestriktion ist ferner indiziert bei Kranken mit Herzinsuffizienz und gestörter Wasserausscheidung infolge von Nierenkrankheiten, um eine Hyperhydratation zu vermeiden.

24.8.3 Zur Pharmakologie der Herzglykoside

24.8.3.1 Vorkommen und chemische Struktur der Herzglykoside

Von den Pharmaca zur Steigerung der Kontraktilität des Herzmuskels kommt den Herzglykosiden die Hauptbedeutung zu. Die für die Therapie der Herzinsuffizienz wichtigsten bzw. gebräuchlichsten herzwirksamen Glykoside sind enthalten in den Blättern von Digitalis purpurea und lanata (roter und wolliger Fingerhut), im Samen von Strophanthus Kombé und Strophanthus gratus und den Zwiebeln Urginea (Scilla) maritima (Meerzwiebel). Insgesamt sind mehrere Hundert Herzglykoside bekannt. Von ihnen werden etwa 15 in ihrer chemischen Struktur voneinander verschiedene Herzglykoside therapeutisch angewandt. Einige weitere meist als Galenica therapeutisch noch Verwendung findende Herzglykoside sind enthalten im Kraut von Convallaria majalis (Maiglöckchen) bzw. von Adonis vernalis (Adonisröschen oder Teufelsauge), den Blättern von Nerium oleander (Oleanderbaum oder Rosenlorbeer) und den Wurzeln von Helleborus niger (Schwarzer Nieswurz).

Der chemischen Struktur aller Herzglykoside liegt ein Steroid zugrunde, das Cyclopentanoperhydrophenanthren in charakteristischer sterischer Anordnung, welche es von den Sexualhormonen, den Nebennierenrindenhormonen und anderen das Steroidskelett enthaltenden Substanzen unterscheidet.

Tabelle 24.3. Übersicht über die wichtigsten genuinen Herzglykoside mit ihren therapeutisch vorwiegend verwendeten Derivaten, geordnet nach ihrer Herkunft.

Herkunft	Genuine Herzglykoside	Enzymatische Hydrolyse	Glykoside generic names
Digitalis-purpurea-Blätter	Purpureaglykosid A	−1 Glucose	Digitoxin
	Purpureaglykosid B	−1 Glucose	Gitoxin
Digitalis-lanata-Blätter (Desacetylierung im alkalischen Milieu)	Lanatosid A → Desacetyl-Lanatosid A	−1 Glucose	Digitoxin
	Lanatosid B → Desacetyl-Lanatosid B	−1 Glucose	Gitoxin
	Lanatosid C → Desacetyl-Lanatosid	−1 Glucose	Digoxin
		−1 Glucose +1 CH$_3$	β-Methyldigoxin
Digitalis-lanata-Blätter	Lanatosid A	−1 Glucose	α-Acetyldigitoxin
	Lanatosid B	−1 Glucose	α-Acetylgitoxin
	Lanatosid C	−1 Glucose	α-Acetyldigoxin
			β-Acetyldigoxin
Strophanthus-Kombé-Samen	k-Strophanthosid	−1 Glucose	k-Strophanthin-β
	k-Strophanthosid	−2 Glucose	Cymarin (k-Strophanthin-α)
	k-Strophanthin-β	−1 Glucose	Cymarin
	Erysimosid	−1 Glucose	Helveticosid
Strophanthus-gratus-Samen	g-Strophanthin	—	Ouabain (g-Strophanthin)
Scilla maritima var. alba (Zwiebel)	Glucoscillaren A	−2 Glucose	Proscillaridin A
	Scillaren A	−1 Glucose	Proscillaridin A

[a] Die Reihenfolge beinhaltet kein Werturteil bezüglich der Präparate.
[b] Kombetin = k-Strophanthosid + k-Strophanthin-β + Erysimosid

Bezüglich der Struktur der Herzglykoside ist zwischen dem Bau
- des Steroidgerüstes,
- der funktionellen Gruppe — dem Lactonring — und
- der Hilfsgruppe — der Zuckerseitenkette —
zu unterscheiden.

Die Funktion des Lactonringes, der eine mit einer $C=C$-Doppelbindung konjugierte Carbonylgruppe enthält, besteht darin, wie angenommen wird, sich mit der Transport ATPase verbinden zu können. Die Herzwirksamkeit der Herzglykoside hängt ab von der speziellen Cis-trans-cis-Verknüpfung der einzelnen Ringe AB, BC und CD, von dem ungesättigten Lactonring und dessen β-Stellung in C_{17}, ferner von einer OH-Gruppe in C_{14} und von der β-Stellung der OH-Gruppe in C_3, welche glykosidisch mit unterschiedlicher Zahl selten vorkommender verschiedener Zuckerarten verknüpft ist (Abb. 24.23). Weitere Substituenten der Steroidkerne bestimmen u. a., in welchem Maße eine schnelle Dissoziation des Hemmstoff-Enzym-Komplexes (Glykosid-ATPase-Bindung) verhindert wird. Je schneller diese Dissoziation erfolgt, desto flüchtiger ist offenbar die Glykosidwirkung.

Die Zuckerseitenkette in C_3 beeinflußt durch die Zahl und Art der Zucker ergänzend die physikochemischen Eigenschaften des Glykosides, wie Resorption sowie Abbau und Ausscheidung der Glykoside. Die prosthetische Gruppe in C_{17}-Stellung des Steroidskeletts besteht entweder aus einem 5gliedrigen ungesättigten Lacton, einem Butenolidring oder einem 6gliedrigen doppeltungesättigtem Lacton, dem Cumalinring.

Abb. 24.23 gibt die Strukturformeln der therapeutisch wichtigsten Herzglykoside vom Cardenolidtyp wieder, dem auch weitere Glykoside, wie Lanatosid C sowie diejenigen von Convallaria majalis und Adonis vernalis, angehören. Ferner zeigt Abb. 24.23 vom Bufadienolidtyp nur die Strukturformel von Proscillaridin A, da die Krötengifte Bufotalin u. a. sowie Hellebrin (aus Helleborus niger) therapeutisch nicht mehr verwendet werden.

Als genuine Herzglykoside werden die natürlich vorkommenden Glykoside bezeichnet, deren endständiger Glucoserest noch nicht durch die in den glykosidhaltigen Pflanzen vorhandenen Enzyme abgespalten wurde. Durch natürliche oder künstlich geförderte enzymatische Abspaltung von 1 Molekül Glucose aus Purpureaglykosid A oder B bzw. von 1 Molekül Glukose + 1 Molekül Essigsäure aus den Lanataglykosiden entstehen die für die Therapie der Herzinsuffizienz verwendeten Herzglykoside (Tabelle 24.3).

Nach dem industriellen Isolierungsverfahren sind diese Reinglykoside gewichtsmäßig standardisierbar, haltbar und frei von reizenden Begleitstoffen.

24.8.3.2 Zur Pharmakokinetik von Herzglykosiden

Herzglykoside weisen z. T. erhebliche Unterschiede besonders hinsichtlich ihrer Resorption und ihres Verhaltens im Stoffwechsel auf.
Moderne analytische Verfahren wie die Verwendung ^{3}H-markierter Herzglykoside (DOHERTY et al., 1973), der ^{86}Rb-Methode (GJERDRUM, 1973a), der Dünnschichtchromatographie (STORSTEIN, 1973a), kombinierter chromatographisch-radiochemischer Analysen und schließlich der von SMITH et al. (1969, 1970) entwickelten radioimmunochemischen Methode haben es ermöglicht, die Pharmakokinetik der wichtigsten Herzglykoside genauer zu beurteilen.
Die neueren Erkenntnisse erstrecken sich in gleicher Weise auf die:
a) enterale Resorption,
b) Verteilung im Organismus,
c) Biotransformation und die
d) Elimination von Herzglykosiden, ferner auf die
e) Elimination und Biotransformation bei Patienten mit Niereninsuffizienz und eingeschränkter Leberfunktion.

Enterale Resorption: Die enterale Resorption wird bestimmt durch die „biologische Verfügbarkeit" (SCHAUMANN, 1973) des Herzglykosids. Dieser Begriff beinhaltet Vollständigkeit und Geschwindigkeit der Freisetzung des Glykosids aus der galenischen Zubereitungsform (MANNINEN et al., 1971; LINDENBAUM et al., 1971; HUFFMANN u. AZARNOFF, 1972; SANCHEZ et al., 1973; SHAW et al., 1972) sowie die Resorbierbarkeit des Glykosids hinsichtlich Quantität und Geschwindigkeit der Resorption.

Die enterale Resorbierbarkeit hängt in erster Linie ab von der Polarität des Glykosids, d. h. von der Ionenladung seines Moleküls, welche durch die Zahl seiner OH-Gruppen am Steroidkern bestimmt wird. Je polarer ein Glykosid ist, desto geringer ist seine Lipoidlöslichkeit und desto schlechter seine enterale Resorbierbarkeit.

g-Strophanthin mit 5 OH-Gruppen am Steroidkern wird im Darm nur minimal, und zwar etwa zu 3 %, resorbiert.
Das am stärksten apolare *Digitoxin* ist sehr gut lipoidlöslich und daher nahezu 100 %ig resorbierbar.
Während Digitoxigenin nur eine OH-Gruppe am C_{14}-Atom enthält, besitzt Digoxigenin eine weitere OH-Gruppe in C_{12}-Stellung. Durch diese eine zusätzliche OH-Gruppe wird Digoxin polarer als Digitoxin und deshalb weniger gut resorbierbar als Digitoxin.

Die enterale Resorbierbarkeit von *Digoxin* beträgt etwa 80 % (DOHERTY u. PERKINS, 1962; DOHERTY et al., 1961; WIRTH et al., 1971), aus den meistverwendeten Tabletten etwa 70 %. Durch Änderungen der chemischen Struktur an der endständigen Zuckerseitenkette kann die Resorbierbarkeit von Digoxin erhöht werden.

Acetyldigoxin, ein in seiner endständigen Digitoxose monoacetyliertes Digoxin (Abb. 24.23), gilt als etwas besser resorbierbar als Digoxin. Nach RIETBROCK u. ABSHAGEN (1973) sowie RIETBROCK et al. (1972 a, b) kann Acetyldigoxin jedoch durch die Mucosazellen des Darmepithels desacetyliert werden. Es kann daher sein, daß schon vor der enteralen Resorption nennenswerte Mengen von Digoxin im Darmlumen entstehen.

MEGGES u. REPKE (1961) haben nachgewiesen, daß die Acetylierung von Lanataglykosiden deren Resorbierbarkeit tatsächlich erhöht. Die Acetylierung von Hydroxylgruppen am Steroidgerüst und an den Zuckerseitenketten des Gitoxins zu Pentaacetylgitoxin macht dieses enteral fast vollständig resorbierbar.

Das von KAISER (1971) an der endständigen Digitoxose des Digoxins (anstelle der Acetylgruppe) durch Monomethylierung einer Hydroxylgruppe halbsynthetisch hergestellte *β-Methyldigoxin* besitzt eine von zahlreichen Autoren übereinstimmend nachgewiesene enterale Resorbierbarkeit von 92 bis 100 % der oral verabreichten Dosis (CARBONIN

et al., 1971; RENNEKAMP et al., 1972; WIRTH et al., 1971; LARBIG et al., 1971; LIMBOURG et al., 1973; VOIGTLÄNDER et al., 1972; SCHAUMANN et al., 1972). Die Serumkonzentrationen nach täglicher oraler bzw. i.v. Gabe der gleichen Dosis von β-Methyldigoxin erwiesen sich, mittels Radioimmunoassay bestimmt und mit der ^{86}Rb-Methode kontrolliert, als praktisch gleich (HÄRTEL et al., 1973). Bei intraduodenaler Gabe von gelöster Substanz ist die Absorptionsgeschwindigkeit von β-Methyldigoxin im Tierversuch etwa 3mal so groß wie die von Digoxin (SCHAUMANN et al., 1972; RIETBROCK et al., 1972a, b).
Die beim Menschen aus dem Verlauf der Serumglykosidkonzentrationen nach i.v. und oraler Gabe errechnete initiale Resorptionsgeschwindigkeit korreliert gut mit den im Tierversuch gewonnenen Ergebnissen (SCHAUMANN, 1973).
Wie sehr sich β-Methyldigoxin hinsichtlich seiner initialen Anstiegshöhe und der initialen Resorptionsgeschwindigkeit vom Digoxin und Acetyldigoxin unterscheidet, geht aus Abb. 24.24 hervor.

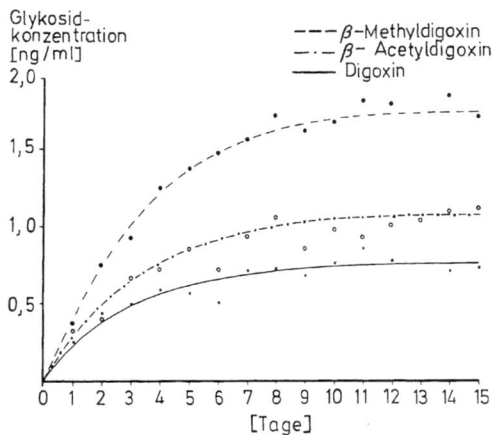

Abb. 24.25. Serumkonzentrationskurven nach täglicher Gabe von 0,5 mg Digoxin, β-Acetyldigoxin und β-Methyldigoxin. (Aus D. LARBIG, 1973)

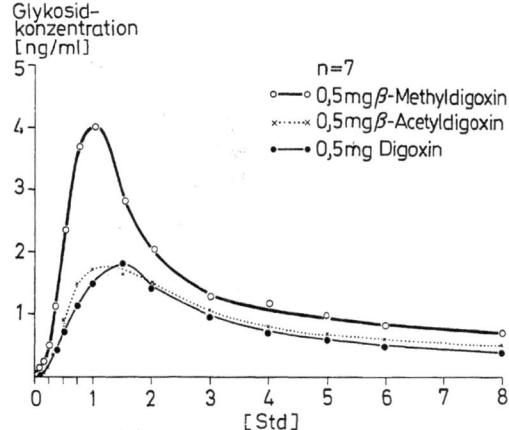

Abb. 24.24. Initiale Anstiegshöhe und Resorptionsgeschwindigkeit nach oraler Gabe von Digoxin, β-Acetyldigoxin und β-Methyldigoxin. (Aus D. LARBIG, 1973)

Nach einer einmaligen oralen Gabe von je 0,5 mg, welche denselben gesunden 7 Probanden nach einem entsprechend langen Intervall verabreicht wurde, ist der Anstieg der Serumkonzentration nach β-Methyldigoxin am höchsten und auch am frühesten erkennbar. Die Verlaufskurven der während eines Zeitraumes von 8 Std radioimmunochemisch gemessenen Serumkonzentrationen von Digoxin und Acetyldigoxin unterscheiden sich nur während der ersten Stunde geringfügig.
Der unterschiedliche Verlauf der Serumkonzentrationskurven geht aus einem anderen Kollektiv von 5 Personen besonders eindrucksvoll hervor (Abb. 24.25).
Die 3 Herzglykoside wurden nacheinander jeweils nach einem 3wöchigen glykosidfreien Intervall 14 Tage lang täglich in der gleichen Dosierung von 0,5 mg oral verabreicht. Bei diesem Vergleich weist β-Methyldigoxin eindeutig die höchsten Serumkonzentrationen auf. Nach Applikation der Glykoside über einen längeren Zeitraum wird auch ein unterschiedlicher Verlauf der Konzentrationskurven von Digoxin und Acetyldigoxin erkennbar. Unter Annahme eines gleichen Verteilungsvolumens und gleicher Eliminationsgeschwindigkeit liegt es nahe, daraus auf eine bessere Resorbierbarkeit von Acetyldigoxin als von Digoxin zu schließen.

Die Verteilung von Herzglykosiden: Diese erfolgt im Gesamtorganismus sehr unterschiedlich und ist auch in den einzelnen Organen und Geweben verschieden. Nach einer i.v. Gabe bzw. nach erfolgter enteraler Resorption eines Herzglykosids läßt die Serumkonzentration infolge der einsetzenden Glykosidverteilung während der ersten 2–3 Std einen relativ steilen Abfall erkennen, um nach Erreichen eines Diffusionsgleichgewichtes fast geradlinig abzufallen.
Aus dem Verlauf solcher Kurven ist unter Berücksichtigung der Geschwindigkeitskonstante die Halbwertszeit $T_{1/2}$ der Herzglykoside zu berechnen. Die unterschiedliche Verteilung der Glykoside wirkt sich u.a. auch auf den verschieden schnellen Wirkungseintritt und die verschieden lange Wirkungsdauer der Glykoside aus.
Die Größe des Verteilungsvolumens (Quotient aus Gesamtdosis im Organismus und Konzentration im Serumwasser) hängt vom Körpergewicht ab und vom Eindringungsvermögen der Glykoside in den Extra- und Intracellulärraum. Dieser Transfer wird zunächst bestimmt von der verfügbaren Glykosidkonzentration im Serumwasser. Für die pharmakologische Wirksamkeit sowie für die Verteilung im Organismus und ferner für die Elimination durch die Nieren ist nicht die gemessene gesamte Glykosidserumkonzentration, sondern die Konzentration des nicht an Serumalbumin gebundenen Glykosidanteils, d.h. der aktuellen Glykosidkonzentration im Serumwasser, maßgebend (LÜLLMANN et al., 1969, 1971; SCHAUMANN, 1973).
Diese wird somit entscheidend bestimmt von der Eiweißbindungskapazität des Glykosids. Digitoxin als das am stärksten apolare Glykosid ist zu 95–97 % proteingebunden (LUKAS u. DE MARTINO, 1969; KUSCHINSKY, 1969). Die Bindung von g-Strophanthin an Serumproteine beträgt nur etwa 3 %. Digoxin, Acetyldigoxin und β-Methyldigoxin sind zu etwa 25 % an Serumproteine gebunden. Wird die proteinfreie Gly-

kosidkonzentration des Serums unter Berücksichtigung der Eiweißaffinität berechnet, so werden auch die unterschiedlich hoch gemessenen Serumglykosidkonzentrationen nach therapeutischen Gaben der verschiedenen Herzglykoside verständlich.

Die gemessene therapeutische Serumkonzentration von Strophanthin beträgt etwa 0,5 ng/ml (SELDEN u. SMITH, 1972), von Digitoxin ca. 20 ng/ml (LUKAS, 1973a) und von Digoxin sowie von β-Methyldigoxin und Acetyldigoxin etwa 1,4 ng/ml (STROBACH et al., 1972; LARBIG et al., 1972).

Wird bei der Berechnung für Digitoxin der nicht an Protein gebundene Anteil mit 5% angenommen, so beträgt die aktuelle Konzentration des Serumwassers nur 1/20 der gemessenen therapeutischen Gesamtglykosidkonzentration von 20 ng/ml, d. i. 1 ng/ml.

Da Digoxin und seine Derivate sich zu etwa 75% in nicht proteingebundener Form im Serum befinden, beträgt die aktuelle im Serumwasser vorhandene Konzentration 75% des gemessenen Wertes von 1,4 ng/ml = 1,05 ng/ml. So erweist sich nach therapeutischen Gaben die tatsächlich frei verfügbare Konzentration von Digitoxin und Digoxin sowie seiner Derivate im Serumwasser mit etwa 1 ng/ml als annähernd gleich hoch.

Die Verteilung der Herzglykoside im Intracellularraum hängt in hohem Maße von der Lipoidlöslichkeit des Glykosids ab (LÜLLMANN et al., 1971).

Digitoxin durchdringt infolge seiner großen Lipoidlöslichkeit leicht die Zellmembranen nicht nur des Darmepithels, sondern auch der Leber (OKITA, 1969; KOLENDA et al., 1971). Das nur wasserlösliche Strophanthin dagegen wird nur minimal vom Darm resorbiert und gelangt auch nicht in die Leberzellen (LÜLLMANN u. VAN ZWIETEN, 1969). Digoxin nimmt bezüglich des Penetrationsvermögens von Zellmembranen eine Mittelstellung zwischen beiden ein.

Offenbar spielen noch andere physikochemische Eigenschaften als die Lipophilie von Herzglykosiden für die Permeabilität der Zellmembranen eine Rolle; denn die Zellen einzelner Organe lassen für ein und dasselbe Glykosid eine unterschiedliche Durchlässigkeit erkennen, wie der Nachweis unterschiedlicher Konzentrationen in verschiedenen Geweben ergeben hat.

OKITA (1969) fand den höchsten Gehalt an Digitoxin im menschlichen Gastrointestinaltrakt (Jejunum bis einschließlich Colon); jeweils einen geringeren Gehalt an Digitoxin wiesen Leber, Gallenblase, Niere, Magen, Herzmuskel und Blut auf.

Die von OKITA (1969) vertretene Auffassung, daß Herzglykoside vom Herzmuskel nicht selektiv vermehrt akkumuliert werden, wurde während der letzten Jahre mehrfach widerlegt.

Digitoxin wurde von LUKAS (1971, 1973a) bei 4 Patienten, welche als Anfangsdosis 1,2 mg und danach täglich 0,1 mg mindestens 9 Tage lang vor ihrem Tode erhalten hatten, autoptisch im Herzmuskel in 2–4fach höherer Konzentration als im Skelettmuskel nachgewiesen. Lediglich in der Niere fand sich ein höherer Digitoxingehalt als im Herzmuskel (pro Gramm Niere 3–7mal mehr als im Gramm Skelettmuskel). *Digoxin* wurde von DOHERTY u. PERKINS (1967) im Gegensatz zu früheren am Menschen (DOHERTY et al., 1961) und für Tiere (DOHERTY u. PERKINS, 1966) von diesen Autoren gemachten Angaben nach einer einmaligen intravenösen therapeutischen Dosis von ^{3}H-Digoxin im Herzmuskel eines Patienten mit Cor pulmonale, welcher 5½ Std nach der Injektion verstorben war, in einer Menge von 50 ng/g Feuchtgewicht nachgewiesen. Eine höhere Digoxinkonzentration fand sich lediglich in der Niere (130 ng/g). Jeweils niedrigere Konzentrationen als in Niere und Herzmuskel wurden in fallender Reihe im Diaphragma, Pankreas, Nebennieren und Leber nachgewiesen. Die niedrigste Konzentration wiesen der Skelettmuskel und das Gehirn auf. Die Eigenschaft des Herzmuskels, im Vergleich zum Skelettmuskel vermehrt Herzglykoside zu akkumulieren, ist unter Verwendung genauerer Nachweismethoden u. a. für das menschliche Herz von COLTART (1973), COLTART et al. (1972) sowie von REDFORS et al. (1973) und für den Herzmuskel des Hundes von DEUTSCHER et al. (1972) neuerdings eindeutig bewiesen worden.

Nach COLTART (1973) sowie COLTART et al. (1972) betrug bei 8 wegen eines Mitralfehlers operierten Patienten, welche kontinuierlich Digoxin erhalten hatten, der mit der Radioimmunoassaymethode nachgewiesene Digoxingehalt:
– des Papillarmuskels des linken Ventrikels im Mittel 78 ng/g,
– des Skelettmuskels (M. latissimus dorsi) im Mittel 11 ng/g,
– des Serums im Mittel 1 ng/ml.

Das Verhältnis von Myokardkonzentrationen: Serumkonzentrationen variierte von 39:1–155:1, im Mittel 68:1, das Verhältnis von Skelettmuskel/g zu Serum/ml betrug im Mittel 16:1 bei einer Variation von 3:1–58:1.

REDFORS et al. (1973) fanden bei 21 mit Digoxin behandelten Patienten, welche einer Herzklappenoperation unterzogen wurden, mit der ^{86}Rb-Methode Digoxinkonzentrationen: im rechten Vorhof im linken Herzohr im Mittel 91 ng/g ± 83 (bei einer Variation von 13–283 ng/g), in Proben vom M. rectus abdominis im Mittel 41 ng/g ± 44 (Variation zwischen 3–145 ng/g), im Serum im Mittel 1,2 ng/ml ± 0,4. Auch der Herzmuskel des Hundes akkumuliert Digoxin in stärkerem Maße als der Skelettmuskel (DEUTSCHER et al., 1972).

Demnach ist nach COLTART (1973); COLTART et al. (1972) der Gesamtdigoxingehalt des menschlichen Herzmuskels pro Gramm im Mittel 68mal höher als in 1 ml Serum, im Skelettmuskel/g 16mal höher als im Milliliter Serum. Der Herzmuskel akkumuliert pro Gramm im Mittel etwa 7mal mehr Digoxin als 1 g Skelettmuskel. Nach REDFORS et al. (1973) enthält der menschliche Herzmuskel pro Gramm im Mittel etwa 75mal mehr Digoxin als 1 ml Serum, der Skelettmuskel etwa 35mal mehr als 1 ml Serum. Die Digoxinkonzentration in 1 g Herzmuskel war doppelt so hoch wie in 1 g Skelettmuskulatur. Ähnliche Verhältnisse fanden sich im Herzen des Hundes. Die Konzentration in 1 g war etwa 60mal höher als diejenige im Serum und etwa 6–7mal höher als in 1 g Skelettmuskulatur.

Die oben gemachten Angaben über die selektive erhöhte Akkumulation von Herzglykosiden gelten für den Menschen und für den Herzmuskel des Hundes, nicht aber nach SCHAUMANN (1973) für Ratten und Meerschweinchen. Ungeachtet der Tatsache, daß Herzglykoside im Herzmuskel des Menschen und auch des Hundes selektiv akkumuliert werden, herrscht darin weitgehende Übereinstimmung (COLTART et al., 1972; LÜLLMANN u. PETERS, 1973; REDFORS et al., 1973), daß die kontraktilitätssteigernde Wirkung der Herzglykoside nicht von der Konzentration des intracellulä-

ren Glykosidgehaltes abhängt. Entscheidend für den positiv inotropen Effekt ist offenbar nur ein kleiner Teil der Herzglykoside der Muskelzelle, und zwar die Konzentration in der Membran der Herzmuskelzelle bzw. an deren Membranoberfläche, welche — außer in den ersten Minuten nach einer i. v. Injektion — derjenigen der extracellulären Flüssigkeit entsprechen dürfte (LÜLLMANN u. PETERS, 1973).
g-Strophanthin dringt z. B. beim Meerschweinchen viel weniger in die Herzmuskelzellen ein als Digitoxin, dennoch ist die Konzentration im Durchströmungsmedium zur Erzielung einer gleichen Kontraktilität nicht höher als die von Digitoxin (KUSCHINSKY et al., 1968).
Die Lipoidlöslichkeit eines Glykosids ist jedenfalls ganz offensichtlich nicht allein maßgebend für den Transfer der Glykoside in das Zellinnere. Fettzellen z. B. enthalten wider Erwarten nicht in vermehrtem Maße Digoxin (EWY et al., 1971). Dafür, daß nicht nur der Grad der Lipoidlöslichkeit für die Zellpermeabilität jeder Zellart in gleicher Weise maßgebend ist, spricht auch, daß β-Methyldigoxin, welches lipoidlöslicher ist als Digoxin, weniger stark in die Zellen der Skelettmuskulatur der Ratten eindringt als Digoxin; β-Methyldigoxin durchdringt die Mucosaepithelien des Intestinums ebensogut, die Zellen des Gehirns von Maus und Ratte jedoch weniger als Digitoxin (ROESCH et al., 1973).
Herzglykoside weisen demnach ein verschiedenartiges Penetrationsvermögen für Zellmembranen verschiedener Organe auf, wobei auch noch Speciesunterschiede eine Rolle spielen. So durchdringt Digoxin die Leberzellen des Menschen nur in geringem Umfange — worauf auch die quantitativ nur unbedeutende Biotransformation hinweist —; dagegen besitzt es eine hohe Durchdringungsfähigkeit der Herzmuskelzellmembranen (COLTART et al., 1972; REDFORS et al., 1973). Nach LÜLLMANN et al. (1969) dringt Digoxin dagegen in den Herzmuskel des Meerschweinchens nach Perfusion mit einer konstanten Glykosidkonzentration in sehr viel geringerem Maße ein. Diese Autoren fanden auch, daß nach Durchströmung des Meerschweinchenherzens die Digitoxinkonzentration 6mal so hoch war wie in der Durchströmungsflüssigkeit, wohingegen die Digoxinkonzentration nur 1,6mal höher war als im Perfusat, was sicherlich lediglich auf die unterschiedliche Lipoidlöslichkeit der beiden Glykoside zu beziehen ist.
Mit der unterschiedlichen Verteilung der Glykoside in der intercellulären Flüssigkeit und im Intracellulärraum hängt u. a. auch der verschieden schnelle Wirkungseintritt der Glykoside zusammen.
Der späte Wirkungseintritt von Digitoxin ist offenbar außer auf dessen hohe Eiweißaffinität darauf zurückzuführen, daß Digitoxin infolge eines insgesamt größeren Eindringungsvermögens in die Zellen von Organen und Gewebe ein größeres Verteilungsvolumen hat und dadurch erst verzögert eine wirksame therapeutische Konzentration im Serumwasser zustandekommt (SCHAUMANN, 1973). Strophanthin, welches nur minimal proteingebunden ist, hat nach i. v. Gabe sofort eine ausreichend hohe Serumwasserglykosidkonzentration; infolge seiner Lipoidunlöslichkeit dringt es praktisch nicht in die Zellen ein — hat also ein geringeres Verteilungsvolumen — und entfaltet als frühesten von allen Glykosiden eine inotrope Wirkung.
Der schnelle Wirkungseintritt von β-Methyldigoxin auch nach oraler Applikation ist außer auf rasche und fast

vollständige enterale Resorption und seine relativ geringe Eiweißbindung ebenfalls auf sein im Vergleich zu Digitoxin geringes Verteilungsvolumen zurückzuführen (ABENDROTH u. NEUDERT, 1971).

Die Biotransformation: Die Biotransformation hängt bezüglich ihres Ausmaßes im wesentlichen von der Apolarität des Herzglykosides ab. *Digitoxin* unterliegt daher von den bekannten Glykosiden am stärksten einer Biotransformation in der Leber. Sie besteht darin (OKITA et al., 1955a; REPKE, 1958, 1959, 1966, 1970; LUKAS, 1973a, b), daß:
1. außer einer stufenweisen Abspaltung der Zuckerseitenketten und damit einer Bildung von Digitoxigenin-bis-Digitoxosid, Digitoxigenin-mono-digitoxosid und Digitoxigenin entstehen,
2. durch eine Hydroxylierung am C_{12}-Atom Digitoxin zu Digoxin konvertiert (ASHLEY et al., 1958), dessen stufenweise Abspaltung der Zuckermoleküle zur Bildung von 3 weiteren Metaboliten, nämlich dem Digoxigenin-bis-digitoxosid, Digoxigenin-mono-digitoxosid und Digoxigenin führt,
3. eine Epimerisation der OH-Gruppe am C_3-Atom, d. h. eine Umlagerung von der β- in die α-Position der beiden Aglucone Digitoxigenin und Digoxigenin, sowie eine Conjugation an Glucuron- und Schwefelsäure die Bildung wasserlöslicher Metaboliten bewirkt.
Durch den Abbau von Digitoxin unter Punkt 1 und 2 entstehen somit 7 Metaboliten (REPKE, 1959) mit unterschiedlicher Herzwirksamkeit (LÜLLMANN u. PETERS, 1971).
Von Digitoxin und seinen Metaboliten werden ca. 26 % der eingegebenen Digitoxindosis mit der Galle in den Darm ausgeschieden und dort reabsorbiert (OKITA, 1969). Auch der Teil der durch Epimerisierung und Conjugation wasserlöslich gewordenen Metaboliten, welcher über die Galle in den Darm gelangt, wird durch Entkopplung wieder lipoidlöslich und reabsorbiert.
Der enterohepatische Kreislauf ist ein „Kreislauf der Metaboliten" des Digitoxins (LÜLLMANN et al., 1971). KATZUNG u. MEYERS (1965) fanden bei Hunden mit Gallengangsfisteln 39 % des i. v. gegebenen Digitoxins innerhalb der ersten 8 Stunden in der Galle als Digitoxin und dessen Metaboliten wieder. STORSTEIN u. MJØLNERØD (1973) haben auch beim Menschen mit Gallengangsfisteln die Bedeutung der Größe des enterohepatischen Kreislaufs nachgewiesen. Die Halbwertszeit der i. v. zugeführten Digitoxinaktivität war im Vergleich zu den Kontrollen von 8,1 auf 4,3 Tage verkürzt. Die cumulative Exkretion mit der Galle während einer Achttageperiode betrug gegen 40 % der i. v. verabreichten Aktivität.
Die längere Verweil- und damit längere Wirkungsdauer von Digitoxin als die von Digoxin ist nach OKITA (1969) nicht in erster Linie auf die hohe Serumproteinbindung von Digitoxin zu beziehen, sondern auf die relativ große enterale und renale Reabsorption von Digitoxin und seinen Metaboliten.

Digoxin und seine Derivate unterliegen nur zu einem kleinen Teil von etwa 10 % einem Abbau in der Leber (OKITA, 1969). Eine stufenweise Abspaltung der am C_3-Atom gebundenen Digitoxosen führt zu Digoxigenin-bis-digitoxosid, Digoxigenin-mono-digitoxosid und Digoxigenin. Alle 3 Abbaustufen sind noch herzaktiv, wobei das Genin nur eine äußerst flüchtige Wirkung besitzt. Digoxigenin erfährt eine Epimerisierung der OH-Gruppe am C_3-Atom. Außerdem erfolgt weiterhin eine Conjugation an Glucuron- und Schwefelsäure. Die Bildung von Conjugationsprodukten hat nicht unbedingt eine Epimerisierung zur Voraussetzung, da nach RIETBROCK u. ABSHAGEN (1973) Digoxin und seine Metaboliten bereits am C_{12}-Atom mit Glucuronsäure konjugieren können.

Ein kleiner Teil der conjugierten Abbaustufen von Digoxin, der über die Galle in den Darm gelangt, wird durch Spaltung im Darmlumen wieder entkoppelt und als Digoxin zusammen mit dem unverändert über die Galle in den Darm gelangten Digoxin z. T. wieder reabsorbiert. Digoxin unterliegt somit teilweise ebenfalls einem enterohepatischen Kreislauf und wirkt solange, wie Digoxin bzw. seine noch wirksamen Metaboliten im Organismus vorhanden sind. Der enterohepatische Kreislauf von Digoxin beträgt nach DOHERTY et al. (1970) etwa 6,8 % der eingegebenen Dosis.

Im Anschluß an eine i. v. Digoxingabe fällt nach RIETBROCK u. ABSHAGEN (1973) die Serumkonzentration rasch ab, wobei sich das Glykosid im wesentlichen im extracellulären Raum verteilt; danach kommt es zu einer langsamen Phase der Gewebspenetration, welche im wesentlichen nach 12 Stunden abgeschlossen ist. Wasserlösliche Metaboliten des Digoxins sollen nach diesen Autoren während der ersten Stunden nach Applikation in stärkerem Maße gebildet werden als in der Folgezeit.

Bei einer Trennung der im Plasma und Harn nachweisbaren Gesamtradioaktivität von ^{3}H-markiertem Digoxin bzw. Acetyldigoxin (DWENGER u. HABERLAND, 1971) sowie von β-Methyldigoxin (RIETBROCK u. ABSHAGEN, 1973) in eine chloroformlösliche und in eine wasserlösliche Fraktion werden während der ersten 24 Stunden nach einer einmaligen oralen oder i.v. Gabe etwa 30-40 % der im Plasma und Harn enthaltenen Gesamtaktivität als chloroformunlösliche Metaboliten ausgeschieden. Die anfänglich schnelle und dann fast sistierende Bildung wasserlöslicher Metaboliten wird von RIETBROCK u. ABSHAGEN (1973) darauf zurückgeführt, daß in der Anfangsphase der Verteilung innerhalb weniger Minuten ca. 30 % der verabreichten Dosis in der Leber zu wasserlöslichen Metaboliten konjugiert werden.

Acetyldigoxin verhält sich nach erfolgter Desacetylierung in der Darmmucosa hinsichtlich seines Abbaus wie Digoxin. Seine Desacetylierung bedingt keinen Verlust an Wirksamkeit.

Da nur etwa 10 % des verabreichten *β-Methyldigoxins* einer Biotransformation unterliegt, ist dementsprechend auch die Abspaltung der Digitoxosen in quantitativer Beziehung nur gering (RIETBROCK u. ABSHAGEN, 1973). Nach RENNEKAMP et al. (1972) sowie RIETBROCK et al. (1972c) wird β-Methyldigoxin in der Leber teilweise zu Digoxin demethyliert. Die Wirksamkeit ändert sich dadurch ebensowenig wie diejenige von Acetyldigoxin nach erfolgter Desacetylierung.

Strophanthin ist so polar, d. h. so wenig lipoidlöslich, daß kein Transfer in die Leberzellen und damit keine Biotransformation von Strophanthin erfolgt. Bislang konnten keine Metaboliten von Strophanthin nachgewiesen werden (LÜLLMANN et al., 1971; MARKS et al., 1964).

Die Elimination der Herzglykoside: Diese erfolgt hauptsächlich — das gilt auch für Digitoxin — über die Niere. Kennzeichnend ist vor allem die unterschiedliche Ausscheidungsgeschwindigkeit. Diese wird prinzipiell bestimmt von der Menge des nicht an Protein gebundenen Glykosids und damit von der glomerulären Filtrierbarkeit und weiterhin von dessen Lipoid- oder Wasserlöslichkeit. Die Elimination als unverändertes Glykosid oder als Metaboliten hängt davon ab, ob eine Biotransformation in der Leber erfolgt ist.

Da *Digitoxin* einer weitgehenden Biotransformation unterliegt, werden vorwiegend Metaboliten des Digitoxins, und zwar hauptsächlich im Urin, ausgeschieden. Glomerulär filtrierbar sind nur die nicht an Protein gebundenen Teil von Digitoxin und alle Metaboliten desselben. Da auch der proteinfreie Glykosidanteil von ca. 3 % infolge seiner Lipoidlöslichkeit ebenso wie die lipoidlöslichen Metaboliten des Digitoxin in den Nierentubuli reabsorbiert wird, kommen vorwiegend die conjugierten wasserlöslichen Metaboliten des Digitoxins im Urin zur Ausscheidung. Diese betragen während eines Zeitraumes von über 30 Tagen etwa 70 % einer einmaligen Dosis (OKITA, 1969; OKITA et al., 1955a). Eine Elimination mit den Faeces wird von OKITA et al. (1955a), LUKAS (1973a) sowie von LUKAS u. PETERSON (1966) mit etwa 17 %, von LAHRTZ et al. (1969) dagegen nur mit 3-4 % angegeben.

Digoxin wird wie β-Methyldigoxin und Acetyldigoxin größtenteils als unverändertes Glykosid im Urin ausgeschieden (DOHERTY, 1970; DOHERTY u. PERKINS, 1962; DOHERTY et al., 1961, 1967, 1969, 1970; RENNEKAMP et al., 1972; WIRTH et al., 1971; KRAMER u. SCHELER, 1971; CARBONIN et al., 1971). Nur ein kleiner Teil wird als Digoxigenin-mono- und -bis-digitoxosid im Urin wiedergefunden.

Die Ausscheidung der Aktivität von ^{3}H-markiertem Digoxin beträgt nach DOHERTY u. PERKINS (1962) sowie DOHERTY et al. (1967) innerhalb von 7 Tagen 80 % im Urin und 12 % im Stuhl. Bei Patienten mit Gallengangsfisteln gelangten mit der Galle 8 % zur Ausscheidung (DOHERTY et al., 1970). MARCUS (1973a) fand nach 9-14tägiger oraler Gabe von 0,5 mg Digoxin eine über 8 Tage während kumulative Ausscheidung von 61,5 % im Urin und 32,3 % im Stuhl. 90 % der Ausscheidung im Urin waren unverändertes Digoxin.

β-Methyldigoxin wird nach RIETBROCK u. ABSHAGEN (1973) etwa zu gleichen Teilen im Harn als β-Methyldigoxin und als Digoxin ausgeschieden. Metaboliten sind nur in minimalen Mengen nachzuweisen. Nach oraler Gabe von β-Methyldigoxin ist der Digoxinanteil im Urin höher als nach i.v. Applikation. Die schnellere Demethylierung nach oraler Gabe ist offenbar die Folge der primären Leberpassage des Methyldigoxins. RIETBROCK u. ABSHAGEN (1973) haben während 7 Tagen nach oraler oder i. v. Gabe von β-Methyldigoxin rund 60 % der Radioaktivität im Harn und 32 % in den Faeces nachgewiesen.

g-Strophanthin wird, da es keiner Biotransformation unterliegt, als unverändertes Glykosid infolge der geringen Eiweißbindung und hohen Wasserlöslichkeit schnell und hauptsächlich durch die Nieren ausgeschieden. Von GREEFF (1974) wurde innerhalb von 3 Tagen eine 50 %ige Ausscheidung einer i. v. verabreichten Gabe von 0,5 mg nachgewiesen und die gesamte renale Strophanthinausscheidung auf 70 % der eingegebenen Dosis berechnet. Von MARKS et al. (1964) wurden innerhalb der ersten 24 Stunden 45-63 % der i.v. verabreichten Dosis von g-Strophanthin im Urin und etwa 2-8 % in der Galle von Patienten mit Gallengangsfisteln wiedergefunden.

24.8.3.3 Elimination und Biotransformation bei Niereninsuffizienz und eingeschränkter Leberfunktion

Strophanthin, Digoxin und seine Derivate sowie Digitoxin werden hauptsächlich durch die Nieren ausgeschieden. Mit Ausnahme von Digitoxin (s. u.) führt daher die tägliche Gabe von Herzglykosiden in einer für Nierengesunde üblichen therapeutischen Dosis bei Patienten mit eingeschränkter Nierenfunktion zu einer verzögerten Glykosidausscheidung und damit zu einer Kumulation (BLOOM u. NELP, 1966; BELLER et al., 1971; DOHERTY et al., 1967). In Abhängigkeit von der Schwere der Niereninsuffizienz kommt es unterschiedlich schnell zu einer Glykosidintoxikation (SCHELER et al., 1965).

Relativ schnell und besonders schwer wirkt sich die Retention von Herzglykosiden bei anurischen, durch Hämo- oder Peritonealdialyse am Leben erhaltenen Patienten aus.

KRAMER et al. (1970) haben die stärkste Cumulation nach i. v. verabreichtem tritiummarkiertem g-Strophanthin beobachtet. Während die Serumhalbwertzeit bei nierengesunden Personen $13{,}9 \pm 1{,}9$ Std betrug, war $T_{1/2}$ bei 7 Patienten (mit einer Kreatininclearance unter 1 ml/min und mit Plasmakreatininwerten von 5,8–31,6 mg%) $60 \pm 15{,}4$ Std, somit auf das 4–5fache verlängert. 24 Stunden nach Injektion der ^{3}H-g-Strophanthinaktivität war die Serumkonzentration um das 10fache gegenüber den Kontrollen erhöht.

BRASS (1970a) fand bei Patienten mit terminaler Niereninsuffizienz nach ^{3}H-k-Strophanthin eine etwa gleiche Verlängerung von $T_{1/2}$ auf 67 Std (Kontrollwerte 18 Std).

DOHERTY (1973) stellten nach einer einmaligen ^{3}H-Digoxingabe bei 12 Patienten mit Niereninsuffizienz (Harnstoff um 80 mg%) eine Verlängerung der Serum-$T_{1/2}$ auf das etwa $2^1/_2$fache fest ($T_{1/2}$ bei Kontrollen 33 Std, bei Patienten mit Niereninsuffizienz 83 Std). Die cumulative Exkretion während einer 7Tageperiode ergab bei Nierengesunden eine Ausscheidung von 92 % der eingegebenen Digoxindosis (80% im Urin, 12% im Stuhl), bei den Patienten mit Niereninsuffizienz dagegen eine Elimination von weniger als die Hälfte, insgesamt 42% (28% im Urin, 14% im Stuhl).

Aufgrund erhöhter Serumkonzentrationen bei Patienten mit eingeschränkter Nierenfunktion bzw. mit terminaler Niereninsuffizienz ist auch von LARBIG et al. (1972), ferner von FALCH u. TEIEN (1973) für Digoxin sowie von GROSSE-BROCKHOFF et al. (1973) für Acetyldigoxin eine Ausscheidungsstörung von Digoxin und seinen Derivaten nachgewiesen worden.

Bei 11 vor einer Nierentransplantation nephrektomierten Patienten fanden DOHERTY et al. (1967) nach einmaliger i.v. Gabe von 0,5 bzw. 1 mg Digoxin eine Verlängerung von $T_{1/2}$ auf 93 Std. und somit auf das Dreifache der Norm. Die Ausscheidung im Stuhl war gegenüber 12 % bei Nierengesunden bei Nephrektomierten auf 35 % der eingegebenen Dosis erhöht. Die Hämodialyse bewirkte eine Elimination von nur 4 %. Die Gesamtausscheidung während einer 7Tageperiode von 39 % vor der Transplantation stieg bei 4 von diesen, auch nach Transplantation untersuchten Patienten während einer gleichlangen Sammelperiode auf insgesamt 63 % an (42 % im Urin und 21 % im Stuhl).

Eine i.v. Gabe von 0,2 mg ^{3}H-Methyldigoxin führte nach KRAMER et al. (1970) zu einer Verlängerung der Serum-$T_{1/2}$ auf das 2–3fache der Kontrollwerte. Dementsprechend waren die Serumkonzentrationen 24 Std nach Applikation 2–3mal so hoch wie bei nierengesunden Personen.

Die von DOHERTY (1973) sowie DOHERTY et al. (1967) für Digoxin und von KRAMER et al. (1970) für β-Methyldigoxin gefundene Verlängerung von $T_{1/2}$ bei anurischen Patienten stimmen annähernd überein. Nach Digitoxingaben kommt es dagegen auch bei schwerer Niereninsuffizienz zu keiner Verlängerung der Serumhalbwertszeit. KRAMER et al. (1970) fanden nach einer einmaligen Gabe von 0,07 mg ^{3}H-Digitoxin bei 5 anurischen Patienten einen Wert für Serum-$T_{1/2}$ von im Mittel 224 ± 108 Std (9,3 Tage) und bei 6 nierengesunden Personen einen Mittelwert von 197 ± 41 Std (8,2 Tage), Werte, die keinen signifikanten Unterschied aufweisen.

Auch von STORSTEIN (1973b) wurde Digitoxin an Patienten mit eingeschränkter Nierenfunktion verabreicht. Nachdem von der Autorin geprüft worden war, daß die enterale Resorption von Digitoxin bei Patienten mit Urämie (Serumkreatinin um 12,3 mg%) nicht beeinträchtigt wird, wurden die Serumkonzentrationen bei einer Gruppe mit normaler Nierenfunktion, mit leichter Einschränkung (Kreatininclearance 50–80 ml) sowie einer Gruppe mit einer Kreatininclearance kleiner als 50 ml/min nach i.v. bzw. oraler Zufuhr von 0,6 mg ^{3}H-Digitoxin verglichen. Die Autorin fand, daß bei allen 3 Gruppen die Serumkonzentrationen sich praktisch nicht voneinander unterschieden, daß keine Verlängerung von $T_{1/2}$ feststellbar war und die renale Ausscheidung bei Patienten mit Urämie bei einer Dauerbehandlung mit Erhaltungsdosen etwa 50% niedriger war als bei den Patienten mit normaler sowie mit leicht eingeschränkter Nierenfunktion. Die cumulative Ausscheidung bei den Patienten mit Urämie erwies sich als niedriger als in den anderen Gruppen.

Obwohl die renale Ausscheidung von Digitoxin und seiner kardioaktiven Metaboliten bei den Patienten mit Urämie erniedrigt war, kam es nach STORSTEIN (1973b) zu keiner Cumulation. Die erhobenen Befunde bestätigten im Prinzip die Ergebnisse von KRAMER et al. (1970). Die Befunde von RASMUSSEN et al. (1972), GROSSE-BROCKHOFF et al. (1973) sowie von PETERS et al. (1974) weisen ebenfalls darauf hin, daß Digitoxin von Patienten mit Niereninsuffizienz toleriert wird. Auch die klinische Erfahrung, daß Digitoxin bei einer täglichen Gabe bis zu 0,1 mg auch von Patienten mit Niereninsuffizienz vertragen wird, hat vermuten lassen, daß Digitoxin sich hinsichtlich seiner Ausscheidung anders verhält als die übrigen gebräuchlichen Herzglykoside. Allgemein wird offenbar auch heute noch angenommen, daß Digitoxin „vorwiegend über die Leber" ausgeschieden wird (s. „Arzneiverordnung in der Praxis", herausgegeben von der Arzneimittelkommission I/74).

Diese Deutung wurde u.a. auch von STORSTEIN (1973b) als Ursache für ihre Befunde diskutiert, jedoch abgelehnt, da eine vermehrte Ausscheidung im Stuhl nicht nachweisbar war. Nach LAHRTZ et al. (1969) erfolgte in gleicher Weise wie bei Gesunden auch bei Patienten mit Urämie eine Ausscheidung im Stuhl von nur 3–4 %. STORSTEIN (1973b) erklärt die ausbleibende Cumulation von Digitoxin bei Kranken mit Niereninsuffizienz durch den Nachweis einer gesteigerten Biotransformation in der Leber. Sie fand bei Patienten mit Urämie eine gesteigerte Konversionsrate von Digitoxin zu Digoxin von 3,1 % (bei Kontrollen) auf 35,9 % im Serum und von 5,7 % auf 44 % im Urin; desgleichen wurde eine gesteigerte (beschleunigte?) Abspaltung der Zuckerseitenketten von Digitoxin und seinen Metaboliten von 8,7 % bei normalen auf 27,6 % im Serum bzw. 11,7 % auf 54 % im Urin nachgewiesen. Welche Faktoren die Leberenzyme bei Patienten mit Niereninsuffizienz zu einer verstärkten Biotransformation von Digitoxin induzieren, wurde offengelassen.

Auch LUKAS u. PETERSON (1966) erklären die relativ gute Verträglichkeit von Digitoxin bei eingeschränkter Nierenfunktion mit einem gesteigerten Um- und Abbau in der Leber. Insgesamt erscheinen die Gründe für das Ausbleiben einer Verlängerung von $T_{1/2}$ von Digitoxin bei Patienten mit Urämie zwar noch nicht genügend geklärt; die bisher erhobenen Befunde stimmen jedoch gut überein mit der klinischen Erfahrung, daß Digitoxin bei Niereninsuffizienz besser toleriert wird als Digoxin oder gar Strophanthin.

Für Peruvosid ist von KRAMER et al. (1970) und für Proscillaridin von BELZ et al. (1973) ein ähnliches Verhalten hinsichtlich einer nicht verlängerten $T_{1/2}$ bei Niereninsuffizienz aufgezeigt worden, ohne die Ursache hierfür verbindlich erklären zu können. Für Peruvosid wird aufgrund der schnellen, innerhalb von 48 Stunden erfolgenden Abnahme der renalen Clearance von 94 ml/min auf 4 ml/min (KRAMER u. SCHELER, 1972) ein schnellerer Abbau zu Metaboliten angenommen, die nicht über die Niere ausgeschieden werden.

Über die Elimination und Biotransformation von Herzglykosiden *bei eingeschränkter Leberfunktion* gibt es nur vereinzelte Berichte. LAHRTZ et al. (1969) haben bei 6 Kranken mit verschiedenartigen Funktionsstörungen der Leber (Cirrhose bzw. Verschlußikterus u. a.) keine Beeinträchtigung der Ausscheidung von Digitoxinaktivität im Urin oder Stuhl im Vergleich zu gesunden Kontrollpersonen nachweisen können; sie nahmen daher an, daß der Ausscheidung von Digitoxin oder seiner Metaboliten über den Darm keine erhöhte Bedeutung zukommt.

Untersuchungen von MARCUS (1973b) an 3 Patienten mit Lebercirrhose ließen bezüglich des *Digoxingaben* im Vergleich zu leber- und nierengesunden Personen ein gleiches Verhalten hinsichtlich Art und Ausmaß der Elimination erkennen. Da Digoxin und seine Derivate sowie Strophanthin vorwiegend über die Nieren ausgeschieden werden und Digoxin nur zu einem kleinen Teil einem Abbau in der Leber unterzogen wird, ist verständlich, daß herzinsuffiziente Patienten bei gleichzeitig bestehendem Leberleiden kaum der Gefahr einer Glykosidintoxikation ausgesetzt sind.

Nach DOHERTY et al. (1970) wurden von Patienten, deren Galle durch Gallengangsfisteln abgeleitet wurde, im Stuhl etwa 3 % der eingegebenen Digoxindosis ausgeschieden. Es ist möglich, daß bei eingeschränkter Leberfunktion kompensatorisch eine Ausscheidung durch den Darm erfolgt, welche quantitativ bei der ohnehin geringen Ausscheidung von Digoxin mit dem Stuhl nicht genau zu beurteilen ist.

24.8.3.4 Wahl des Herzglykosids und Dosierung bei Niereninsuffizienz

Die Wahl des anzuwendenden Herzglykosids und die Entscheidung über die Höhe der Dosierung erfordert bei jeder Beeinträchtigung der Nieren- bzw. Leberfunktion eine besondere Beachtung. Das gilt vor allem bei Patienten mit Ausscheidungsstörungen der Niere, da der Hauptweg der Ausscheidung aller bisher bezüglich ihrer Elimination mehrfach und sorgfältig geprüften Herzglykoside über die Nieren führt.

g- und *k-Strophanthin* sind daher selbstverständlich auch in akuten Notfällen für Patienten mit Niereninsuffizienz abzulehnen, da sie vorwiegend über die Nieren eliminiert werden und zudem für eine in der Regel erforderliche Dauermedikation wegen ihrer i.v. Applikation nicht in Frage kommen.

Schwieriger ist die Entscheidung hinsichtlich der Wahl zwischen Digoxin sowie seinen Derivaten und Digitoxin. Die mehrfach gesicherte Tatsache, daß *Digitoxin* auch von Patienten mit schwerer Niereninsuffizienz toleriert wird und nicht stärker kumuliert als bei Nierengesunden (s. o.), und die Gefahr einer Glykosidintoxikation daher geringer ist als bei der Anwendung von Strophanthin und auch von Digoxin, sollte zu der logischen Schlußfolgerung veranlassen, bei Patienten mit Herz- und Niereninsuffizienz prinzipiell Digitoxin zu verwenden. Die Anwendung von Digitoxin bei Niereninsuffizienz ist jedoch nur bedingt zu empfehlen.

Besonders in bedrohlichen und schwer beurteilbaren Krankheitssituationen ist es nicht ratsam, ein Glykosid zu verwenden, mit dessen Dosierung man keine ausreichende Erfahrung besitzt; das gilt zweifelsohne für Digitoxin, welches erfahrungsgemäß sehr viel seltener verordnet wird als andere Herzglykoside.

Wer Digitoxin zu verordnen gewohnt ist und die Risiken beurteilen kann, welche mit seiner langen Eliminationszeit und damit langen Wirkungsdauer zusammenhängen, kann Digitoxin auch bei anurischen Patienten anwenden. Bereits mit Digitoxin in Form einer Dauermedikation behandelte Kranke, welche zusätzlich an einer akut auftretenden Ausscheidungsstörung der Nieren erkranken (akutes Nierenversagen, akute Glomerulonephritis), sollten auch weiterhin Digitoxin erhalten. Handelt es sich jedoch um Patienten, die primär an einer Niereninsuffizienz leiden, bei denen eine akut auftretende Herzinsuffizienz erstmalig eine Glykosidbehandlung erforderlich macht, wird auch der mit der Dosierung von Digitoxin vertraute Arzt Bedenken haben, dieses zu verordnen. Denn die Behandlung der akuten Herzinsuffizienz erfordert ein Glykosid mit einer schnell einsetzenden Wirkung, also mit geringer Eiweißbindung und relativ geringem Verteilungsvolumen, Bedingungen, denen Digitoxin nicht entspricht. Entwickelt sich bei bereits bestehender Niereninsuffizienz langsam eine Herzinsuffizienz, kann bedenkenlos mit Digitoxin zu behandeln begonnen werden, wenn die Akkumulation von Digitoxin infolge der täglich klein bemessenen Dosis langsam erfolgt und damit gewährleistet ist, daß der individuelle Glykosidbedarf festgestellt werden kann. Für derartige Fälle empfiehlt es sich, zunächst nur eine etwa 40 %ige Vollwirkdosis innerhalb von 5 Tagen anzustreben, um nach Erreichen dieser Wirkdosisstufe bei einer weiteren täglichen Erhaltungsdosis von 0,05 mg die Wirkung beurteilen und die weitere Dosierung dementsprechend gestalten zu können.

Digitoxin kann nach STORSTEIN (1973b) bei Patienten mit Urämie wegen eines stärkeren Abbaus in der Leber in gleicher Höhe wie bei Nierengesunden verabreicht werden. Die

Serumkonzentrationen betrugen 15–25 ng/ml. Die Autorin empfiehlt jedoch, bei Patienten, welche einer regelmäßigen Hämodialyse bedürfen, die Dosis so zu reduzieren, daß die Serumkonzentration nur etwa 10 ng/ml beträgt. Die gesteigerte Biotransformationsfähigkeit der Leber soll bei Hämodialysepatienten weniger ausgeprägt sein. Infolge einer Abnahme der Serumalbumine kam es zu einer Erhöhung des nicht an Protein gebundenen Glykosids auf 7 %. Die erhöhte Glykosidempfindlichkeit dieser Patienten wird daher nicht nur auf die Kaliumverluste und eine Acidose, sondern auf die größere proteinfreie Glykosidfraktion bezogen.

KRAMER et al. (1972) haben bei ihren Patienten mit terminaler Niereninsuffizienz, die intermittierend wöchentlich etwa 20–30 Std einer Hämodialyse unterzogen werden mußten, nachgewiesen, daß durch die Hämodialyse nur knapp 1/14 des im Körper befindlichen Digitoxins eliminiert wird, ein Defizit, das so gering ist, daß es bei der Dosierung nicht ausgeglichen zu werden braucht.

Bei entsprechend sorgfältiger Krankenbeobachtung und einer Reduktion der üblichen therapeutischen Dosis können auch *Digoxin* und seine Derivate bei Niereninsuffizienz angewandt werden. Da die Digoxinclearance mit der Kreatininclearance nahezu identisch ist (BERTLER u. REDFORS, 1973), kann letztere als ein brauchbares Kriterium für die Ausscheidungsfähigkeit der Nieren für Digoxin angesehen werden. Eine Einschränkung der Kreatininclearance erfordert eine Reduktion der therapeutischen Digoxindosis.

Als allgemeine Regel kann gelten, daß Digoxin um so viel Prozent der sonst üblichen therapeutischen Dosis zu reduzieren ist, als die Kreatininclearance verringert ist; d. h., daß bei einer Kreatininclearance von etwa 50 ml die Digoxindosis um etwa 50 % zu reduzieren ist. Als allgemeine Richtlinie ist eine Relation zwischen der eingeschränkten Kreatininclearance und der Glykosiddosis als brauchbar anzusehen. Die Dosierung wird jedoch nur wirksam und risikolos zu gestalten sein, wenn der Kranke sorgfältig beobachtet wird und zur Kontrolle auch Serumkonzentrationsbestimmungen vorgenommen werden.

In der allgemeinen Praxis wird bei der Dosierung oft nur auf den Serumkreatininwert und nicht auf die Kreatininclearance Bezug genommen. Serumkreatininwerte bis zu 2 mg erscheinen niedrig; die Kreatininclearance ist bei diesem Wert jedoch bereits um etwa 50 % eingeschränkt. Die Digoxindosis ist daher bei Serumkreatininwerten bis zu 2 mg entsprechend zu reduzieren.

Die *Glykosidunverträglichkeit* vieler *älterer Patienten*, die einen „noch normalen" Serumkreatininwert etwa bis 1,3 mg% aufweisen, ist häufig die Folge einer latent gestörten Eliminationsfähigkeit der Nieren für Digoxin und seine Derivate. Personen über 70 Jahre haben eine altersphysiologische Einschränkung ihrer glomerulären Filtration um etwa 50 % (EWY et al., 1969; SCHIRMEISTER u. DECOT, 1971). Der gemessene „normale" Kreatininwert ist nicht selten ein pseudonormaler Wert. Das Serumkreatinin ist nicht erhöht, weil die Kreatininproduktion infolge eines verminderten Muskelstoffwechsels der meist reduzierten Muskelmasse vermindert ist. Es empfiehlt sich daher, bei Patienten etwa ab dem 60. Lebensjahr eine beginnende Reduktion der Kreatininclearance und dementsprechend auch der Glykosidausscheidung durch eine Reduktion der Glykosiddosis um etwa 25–50 % zu berücksichtigen.

24.8.3.5 Wahl des Herzglykosids bei eingeschränkter Leberfunktion

Die Wahl des Glykosids bei einer Funktionsbeeinträchtigung der Leber gestaltet sich weitaus leichter. Ist die Nierenfunktion intakt, so kann in akuten Notsituationen Strophanthin, β-Methyldigoxin oder auch Lanatosid C i. v. in therapeutischer, nicht reduzierter Dosis gegeben werden; unter den genannten ist β-Methyldigoxin zu bevorzugen, da dessen Anwendung bei einem Wechsel auf orale Applikation keine Änderung der Dosierung erforderlich macht.

Die geringe Quote von etwa 10 % von Digoxin oder seinen Derivaten, welche einem Umbau in der Leber unterliegt, kann vernachlässigt werden, da auch die erkrankte Leber in der Regel noch über genügende Funktionsreserven verfügt. Digoxin und β-Methyldigoxin können daher auch bei Leberleiden verordnet werden, ohne daß die Dosis erheblich reduziert zu werden braucht.

Handelt es sich um relativ seltene Krankheitsfälle, in denen Patienten mit Herzinsuffizienz gleichzeitig an einer schweren Leber- und Niereninsuffizienz (Lebercoma und Urämie) leiden und die kardialen Stauungserscheinungen einer Glykosidbehandlung bedürfen, Natriuretica und Aldactone zur Ausschwemmung von Ödemen nicht anwendbar oder allein sich als nicht genügend wirksam erweisen, bedarf es einer besonders sorgfältigen Abwägung, ob durch Zufuhr von Herzglykosiden noch eine Besserung des schweren komplexen Krankheitsbildes zu erwarten ist. In derartig schweren Fällen wird jede Glykosidzufuhr mit dem Risiko einer Glykosidintoxikation behaftet sein.

Bei der Wahl des Glykosids gebührt dann dem schwerer in seiner Funktion geschädigten Organ die größere Rücksichtnahme. Bietet die Leber noch einige Funktionsreserven, so empfiehlt es sich bei kompletter Ausscheidungsstörung der Nieren, Digitoxin in niedriger Dosierung zu verabreichen. Eine Tagesdosis von 0,1 mg akkumuliert langsam; erst am 12. Behandlungstage wird eine Wirkdosishöhe von etwa 40 % der Vollwirkdosis erreicht. Während dieses Zeitraumes entscheidet sich meistens, ob und welche therapeutischen Maßnahmen noch weiterhin erforderlich sind.

Bei kompliziert gelagerten Krankheitsfällen sollte die Glykosidmedikation auch unter Zuhilfenahme von Serumkonzentrationsbestimmungen durchgeführt werden.

Bestimmung der Serumglykosidkonzentration mittels Radioimmunoassay: Während bis 1968 lediglich für wissenschaftliche Fragestellungen und nur mit methodisch aufwendigen Verfahren quantitative Herzglykosidbestimmungen möglich waren, bietet die von OLIVER et al. (1968) erstmals angewandte Methode der Radioimmunobestimmung von Glykosidkonzentrationen im Serum auch dem Kliniker die Möglichkeit, die Glykosidtherapie erforderlichenfalls auch quantitativ genau und relativ einfach zu überwachen. Das Prinzip der Radioimmunobestimmung von Herzglykosidkonzentrationen besteht darin, daß spezifisch gegen bestimmte Herzglykoside gerichtete Antikörper in einem Versuchsansatz *in vitro* im gleichen Verhältnis ein in bestimmter Menge zugesetztes radiomarkiertes Herzglykosid und zugesetztes bzw. in einer Serumprobe enthaltenes und zu bestimmendes nichtmarkiertes Glykosid zu einem Antigen-Antikörper-Komplex binden und daß, nach Trennung des an Antikörper gebundenen radiomarkierten und nichtmarkier-

ten Herzglykosids von dem im Überschuß vorhandenen nichtgebundenen radiomarkierten Glykosid die Aktivität des an Antikörper gebundenen Glykosids gemessen wird. (Das nicht an Antikörper gebundene markierte Glykosid wird durch Zusatz von dextranummantelter Kohle gebunden und abzentrifugiert). Aus dem Ergebnis der Aktivitätsmessung des an Antikörper gebundenen radiomarkierten Glykosids ist aus zu vergleichenden Standardkonzentrationen mittels entsprechender Eichkurven der unbekannte Glykosidgehalt eines Serums zu bestimmen.
Die von SMITH et al. (1969) angegebene und meistens verwandte Technik zeichnet sich, da außer gegen Digitoxin (SMITH, 1970) auch gegen Digoxin (BUTLER u. CHEN, 1967; SMITH, 1973a) und Ouabain (SELDEN u. SMITH, 1972; SMITH, 1972) hochspezifische Antikörper entwickelt wurden, dadurch aus, daß die jeweilige Konzentration im Serum der für die Therapie gebräuchlichen Herzglykoside relativ einfach und mit großer Genauigkeit bestimmt werden kann.
Die gegen Digoxin spezifischen Antikörper sind in gleicher Weise auch spezifisch gegen β-Methyldigoxin und Acetyldigoxin (LARBIG u. KOCHSIEK, 1972). Quantitative Glykosidbestimmungen mittels Radioimmunoassay haben sich als außerordentlich wertvoll erwiesen beim vergleichenden Studium der Pharmakokinetik der gebräuchlichen Herzglykoside. Neuerdings im Handel erhältliche Testansätze tragen dazu bei, die Methode auch zur Überwachung der Glykosidtherapie in allen Abteilungen anwendun zu können, welche apparativ in der Lage sind, Radioaktivität zu messen. Messungen der Glykosidkonzentration im Serum zur Kontrolle der Glykosidtherapie vorzunehmen empfiehlt sich:
1. bei Patienten mit Niereninsuffizienz, um eine Glykosidkumulation rechtzeitig zu erkennen,
2. bei Verdacht auf Glykosidintoleranz bzw. beginnende Glykosidintoxikation infolge relativer oder absoluter Überdosierung,
3. bei erforderlicher Glykosidweiterbehandlung von Patienten, über deren Vordigitalisierung keine genaue Information zu erhalten ist.
Die Messung der Glykosidkonzentration bei diesen Fragestellungen vermittelt einen Anhaltspunkt darüber, ob die weitere Glykosidmedikation in gleicher Dosierung beizubehalten oder zu variieren ist. Der jeweils gemessene Wert ist hinsichtlich seiner Aussagekraft um so verbindlicher, je extremer er vom Wert des mittleren therapeutischen Bereiches abweicht.
Ohne Beurteilung des Patienten — klinische Wirkungsanalyse bzw. Beachtung von Symptomen und/oder elektrokardiographischen Zeichen einer Glykosidintoleranz oder -intoxikation — erlaubt ein auch im therapeutischen Bereich liegender Wert für den einzelnen Kranken weder eine Aussage über die inotrope Effektivität noch über die Verträglichkeit der Dosierung.
Bei Hypokalie, acidotischer Stoffwechsellage oder Glykosidunverträglichkeit des Herzens infolge der Art der zur Insuffizienz führenden Erkrankung (Myokarditis, Infarkt) kann eine Glykosidintoleranz auftreten, obwohl die Werte der Glykosidkonzentration im Serum innerhalb des therapeutischen Bereiches liegen.
Der therapeutische Normbereich variiert je nach Autor und zudem auch in Abhängigkeit von der Dosierung. Er wird für Digitoxin angegeben im Mittel mit:

17 ng/ml (SMITH, 1970; SMITH u. HABER, 1970), 24 ng/ml (OLIVER et al., 1968), 20 ng/ml (BELLER et al., 1971), 25 ng/ml (MORRISON u. KILLIP, 1972), 27,5 ng/ml nach täglich 0,1 mg bzw. mit 33,5 ng/ml nach täglich 0,14 mg (PETERS et al., 1974).
Für Digoxin gelten 1,1 ng/ml nach täglich 0,25 mg bzw. 1,4 ng/ml nach täglich 0,5 mg (SMITH et al., 1969), 1,7 ng/ml nach 0,5 mg (LARBIG et al., 1972), 1,3 ng/ml nach 0,5 mg (STROBACH et al., 1972), für β-Methyldigoxin 1,4 ng/ml nach 0,3 mg (STROBACH et al., 1972).
Die Streuung der angegebenen Mittelwerte schränkt die differentialdiagnostische Bedeutung der gemessenen Werte der Glykosidkonzentration insofern noch ein, als sich die Werte des therapeutischen mit denen des toxischen Bereiches z. T. überschneiden (SMITH, 1970; OLIVER et al., 1968; BELLER et al., 1971; PETERS et al., 1974; SMITH u. HABER, 1970; GROSSE-BROCKHOFF et al., 1973).
So können Werte von über 30 ng/ml für Digitoxin und Werte um etwa 3 ng/ml für Digoxin bzw. dessen Derivate bereits toxische Erscheinungen bewirken bzw. solche vermissen lassen.
Für die Beurteilung der gemessenen Serumglykosidkonzentration ist auch die Beachtung des Zeitpunktes der Blutentnahme von Bedeutung. Die Serumkonzentrationen sind während der ersten Stunden nach der verabreichten Dosis über den therapeutischen Normbereich hinaus erhöht. Es empfiehlt sich daher, die Glykosidkonzentration 12 oder 24 Std nach der letzten Glykosidgabe einer Beurteilung zu unterziehen. Die Dosierung lediglich unter dem Gesichtspunkt zu wählen, eine bestimmte Serumkonzentration erreichen zu wollen, welche dem therapeutischen Mittelwert eines Kollektivs entspricht, wird weder dem individuellen Glykosidbedarf des Kranken Rechnung tragen noch die Gewähr dafür bieten, Nebenwirkungen mit Sicherheit zu vermeiden. Für die Durchführung einer Glykosidtherapie ist daher in der Regel eine Kontrolle der Serumglykosidkonzentration entbehrlich. Ein Radioimmunoassay erübrigt sich dann besonders, wenn die im Abschnitt über die Ermittlung des individuellen Glykosidbedarfs (s. u.) empfohlene stufenförmige Steigerung der Wirkdosishöhe vorgenommen wird.

24.8.3.6 Der Wirkungsmechanismus der Herzglykoside

Als biochemische Grundlage der Kontraktilitätsminderung des insuffizienten Herzens wird eine Störung der elektromechanischen Koppelung in den Vordergrund gerückt (Utilisationsinsuffizienz nach FLECKENSTEIN, 1967, 1968; FLEKKENSTEIN et al., 1967). Ein verminderter Calciumeinstrom scheint bei der Utilisationsinsuffizienz des hypertrophierten Herzens der entscheidende Faktor zu sein, der für die Störung der elektromechanischen Koppelung verantwortlich ist. Herzglykoside erhöhen die für die elektromechanische Koppelung im Zellinneren verfügbare Ca^{2+}-Menge. Wie es zu einer Erhöhung des verfügbaren Calciums kommt, ist nicht endgültig gesichert. Während der elektrischen Erregung der Herzmuskelzelle kommt es auf der Höhe des Aktionspotentials u. a. zu einem Ca^{2+}-Einstrom. Gleichzeitig wird Ca^{2+} aus dem longitudinalen System freigelassen, angestoßen durch den transmembranären Ca^{2+}- oder Na^{+}-Einstrom. Während der Relaxation wird das Ca^{2+} wieder vom longitudinalen System aufgenommen und verläßt z. T. die Zelle wieder. An welcher dieser Stellen Herzglykoside angreifen, um im Endeffekt die frei verfügbare Ca^{2+}-Menge im Bereich der kontraktilen Sarkomeren zu erhöhen, ist nicht sicher bekannt. Möglicherweise stimuliert Ca^{2+} eine Zellmembran-ATPase, welche den Ca^{2+}- und Na^+-Einstrom vergrößert. Durch Bindung im longitudinalen System soll hier die Freisetzung von Ca^{2+} angeregt werden. Auch ist noch nicht sicher geklärt, ob das vermehrt am kontraktilen Apparat zur Verfügung stehende Ca^{2+} die Anzahl der Brückenbildungen zwischen Actin- und Myosinfilamenten erhöht oder an den einzelnen Brücken die Geschwindigkeit der Reaktion beschleunigt.

Bei toxischen Dosierungen sollen Herzglykoside die Membranpumpen-ATPase hemmen, dadurch wird der in der Diastole ablaufende Ionenmechanismus gebremst. Na^+ wird nicht mehr in ausreichender Menge aus der Zelle herausgepumpt, K^+ nicht mehr in ausreichender Menge in die Zelle hinein. Hierdurch wird das Ruhepotential allmählich abgebaut — es kommt zu langsameren diastolischen Depolarisationen —, welches die Grundlage der elektrischen Schrittmacheraktivität ist. Danach werden insgesamt die kontraktilen und toxischen Einflüsse der Herzglykoside durch zwei verschiedene Membranreceptoren erklärt; der eine wird während der Depolarisation durch eine therapeutische Dosis stimuliert, der andere während der Diastole durch toxische Dosen gehemmt. Es wird jedoch auch noch die Meinung vertreten, daß inotrope und arrhythmische Effekte auf einen Angriffsmechanismus, nämlich die Hemmung der Membranpumpe in der Diastole, zurückgehen. Für einen unterschiedlichen Angriffsmechanismus spricht auch der Befund, daß K^+-Gabe die toxischen Einflüsse der Herzglykoside hemmt, jedoch nicht die kontraktilitätssteigernden (WILLIAMS, 1973).

Die *Wirkung von Herzglykosiden* besteht
1. hauptsächlich in einer Steigerung der Kontraktilität der Herzmuskelzellen (positive Inotropie), welche sich indirekt auf den gesamten Kreislauf auswirkt und in einer auch direkten Wirkung auf das periphere Gefäßsystem (s. u.), ferner
2. in einer Beeinflussung elektrophysiologischer Vorgänge bei der Erregungsbildung und Erregungsleitung im Herzen (Abschnitt 24.8.3.7).

Herzglykoside entfalten eine positiv inotrope Wirkung:
a) auf das gesunde,
b) auf das hypertrophierte noch suffiziente und
c) auf das insuffiziente Herz.

Die Wirkungen auf den gesunden Herzmuskel und Kreislauf

Wirkungen auf die Herzmuskelfunktion: Die Beobachtung, daß Herzglykoside bei gesunden Herzen keine Steigerung des Herzminutenvolumens, in der Regel sogar eine geringe Reduktion desselben bewirken, hatte zu dem Schluß geführt, daß Herzglykoside auf das gesunde Herz nicht wirken. Kontraktilitätsuntersuchungen ließen jedoch eindeutig erkennen, daß es auch am gesunden Herzen des Menschen zu einer Kontraktilitätssteigerung kommt. Abb. 24.26 zeigt die Steigerung der maximalen Druckanstiegsgeschwindigkeit des linken Ventrikels gemessen am Kontraktilitätsparameter dp/dt_{max} nach Gabe von 0,6 mg Strophantin (Ouabain) i. v. bei einer Normalperson. Herzglykoside wirken nicht nur auf die Kontraktion der Ventrikel, sondern auch auf die der Vor-

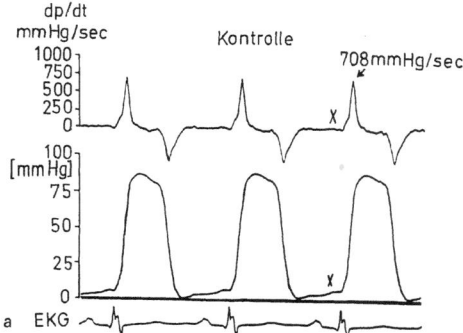

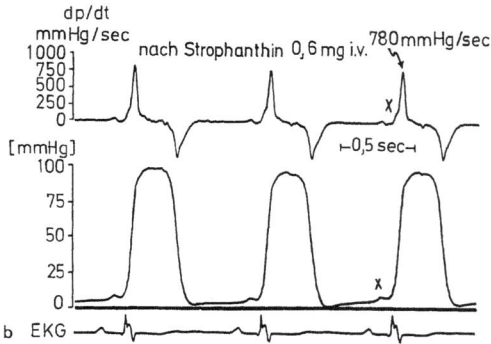

Abb. 24.26 a u. b. Simultanschreibung des linken Ventrikeldruckes und der linksventriculären Druckanstiegsgeschwindigkeit (dp/dt) eines nicht hypertrophierten und suffizienten Herzens (a) und (b) nach Strophanthin (Ouabain). Der präsystolische Anstieg des Ventrikeldruckes bei x ist vor Strophanthingabe kaum wahrnehmbar; er wird jedoch 35 min nach Strophanthingabe in den Kurven deutlich erkennbar. (Aus D. T. MASON, E. BRAUNWALD, 1963)

höfe. So konnte gezeigt werden, daß die Geschwindigkeit und das Ausmaß des Druckanstieges auch im linken und rechten Vorhof nach Gabe von Herzglykosiden erhöht wird.

Wirkungen auf den gesamten Kreislauf: Wenn die Kontraktilitätssteigerung von Herzglykosiden beim gesunden Herzmuskel die einzige Wirkung wäre, müßte es zu einer Zunahme des Herzminutenvolumens kommen. Wie bereits erwähnt, konnte jedoch bei Normalpersonen keine Zunahme, sondern sogar eine geringe Abnahme des Herzminutenvolumens festgestellt werden.

Dieser Befund erklärt sich aus der beim Gesunden durch Herzglykoside bedingten Vasokonstriktion der arteriellen und venösen Gefäße, welche durch vorherige Gabe von Betareceptorenblockern nicht verhindert werden kann (MASON et al., 1969). Damit scheint es sich um eine direkte Wirkung von Herzglykosiden zu handeln. Die Vasokonstriktion im Arteriolengebiet führt zu einer erhöhten Nachbelastung des Herzens. Dies ist ein Faktor, der zu einer Abnahme des Schlagvolumens führt. Die venöse Konstriktion soll sich vermehrt an den Vv. hepaticae auswirken, dabei kommt es zu einer Blutansammlung im Pfortadergebiet und zu einer schlechteren Füllung des Herzens. Dies ist ein weiterer Faktor, der eine Verkleinerung des Schlagvolumens bewirkt. Beide Faktoren zusammen überwiegen anscheinend den positiven Effekt der Kontraktilitätssteigerung am gesunden Herzen, so daß daraus sogar eine Abnahme des Schlag- und Minutenvolumens resultieren kann. Hinzu kommt, daß jede durch Kontraktilitätssteigerung herbeigeführte Zunahme des Schlagvolumens sofort über eine den Baroreceptoren mitgeteilte Blutdruckerhöhung zu einem Rückgang des Sympathicusantriebes und zu einem erhöhten Vagotonus führt; letzterer kann zusätzlich durch eine glykosidbedingte Sensibilisierung der Baroreceptoren zustandekommen. Eine Reduktion des Sympathicusantriebes kann sich in der Regel beim Gesunden unter Basalbedingungen kaum auswirken, da das gesunde Herz nur unter einem äußerst geringen Sympathicusantrieb steht. Nach Gabe eines Betareceptorenblockers kommt es zu keiner Änderung der Kontraktilität. Ob der zweite Faktor einer Erhöhung des Vagotonus sich möglicherweise in geringem Maße rückwirkend auf die Kontraktilität auswirkt, kann noch nicht endgültig beantwortet werden. Reduzierter Sympathicus- und erhöhter Vagusantrieb während körperlicher Belastung führen jedoch auf jeden Fall zu einer Herabsetzung der Belastungsherzfrequenz, ein' Befund, der bei Gesunden beobachtet werden konnte (KÖNIG et al., 1964).

Zusammenfassend haben die Herzglykoside eine kontraktilitätssteigernde Wirkung auch auf das gesunde Myokard; durch Begleitwirkungen auf die Körperperipherie und Gegenregulationen kommt es jedoch nicht zu einer Herzminutenvolumensteigerung.

Wie in Abschnitt 24.3 dargestellt, weist das hypertrophierte, jedoch noch nicht insuffiziente Myokard eine reduzierte Kontraktilität auf. Diese Reduktion der Kontraktilität kann selbstverständlich so stark sein, daß sie zu den in den Stadien I und II der Funktionsbeeinträchtigung des Herzens beschriebenen gestörten Fluß-Druck- oder Fluß-Volumen-Beziehungen führt (s. Tabelle 24.1). Herzglykoside normalisieren in diesen Fällen die Kontraktilität (Abb. 24.27).

Wirkung auf den gesamten Kreislauf: Der Definition einer Herzinsuffizienz gemäß ist das Herzminutenvolumen bei Kontraktilitätsreduktion des kranken (hypertrophierten), jedoch nicht insuffizienten Herzens nicht erniedrigt. Das Herzminutenvolumen wird infolge vermehrten Einsatzes des Starling-Mechanismus, die vermehrte Herzmasse und evtl. durch einen erhöhten Sympathicusantrieb auf das Herz aufrechterhalten. Eine Erhöhung der Kontraktilität durch Herzglykoside führt dazu, daß diese Kompensationsmechanismen dann bei weiter normalem Herzminutenvolumen nicht mehr in dem Maß eingesetzt werden müssen. Es kommt zu einem Abfall des enddiastolischen Druckes sowie zu einer Reduktion der durch den vermehrten Sympathicusantrieb bedingten Gefäßkonstriktion im Arteriolen- und Venengebiet. Diese indirekte Wirkung überwiegt wie beim insuffizienten Herzen (s. u.) die direkten gefäßkonstriktorischen Effekte.

Die Wirkungen auf das insuffiziente Herz

Wirkungen auf die Herzmuskelfunktion: Die Abnahme der Kontraktilität ist der wesentliche Faktor in der Dynamik des insuffizienten Herzens. Diese reduzierte Kontraktilität kann je nach Ausgangslage z. T. oder vollständig durch Herz-

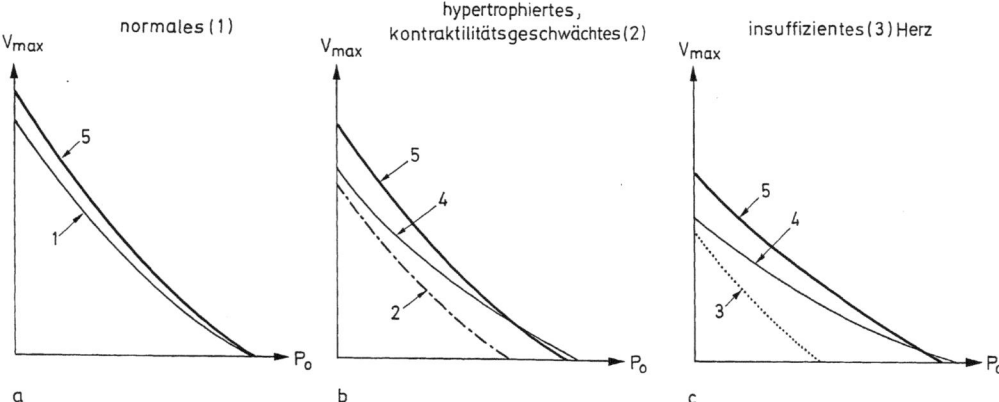

Abb. 24.27a–c. Auswurfgeschwindigkeit des intakten Ventrikels eines gesunden Herzens (a), eines hypertrophierten suffizienten (b) und eines insuffizienten (c) Herzens. P_0 = maximale isometrische Spannungsentwicklung. 5 = Digitaliswirkung; 4 = Starling-Effekt. (Nach D. T. MASON et al., 1969)

Die Wirkungen auf das hypertrophierte suffiziente Herz

Wirkung auf die Herzmuskelfunktion: Die meisten Untersuchungen über die Wirkungen von Herzglykosiden auf das kranke, jedoch nicht insuffiziente Herz wurden bei hypertrophierten Herzen durchgeführt, welche durch experimentelle Pulmonal- oder Aortenkonstriktion erzeugt worden waren.

glykoside korrigiert werden. Das Ausmaß der Kontraktilitätssteigerung ist bei insuffizienten Herzen in der Regel genau so hoch wie bei suffizienten Herzen (Abb. 24.28).

Wirkung auf den gesamten Kreislauf: Bei starker Reduktion der Kontraktilität ist auch nach Gabe von Herzglykosiden keine normale Kontraktilität wiederherzustellen. Kompensationsmechanismen, wie erhöhter Einsatz des Starling-Mechanismus und vermehrter Antrieb des Sympathicus auf das Herz, müssen weiterhin wirksam bleiben. Im Einzelfall kann die endogene Reduktion der Kontraktilität im Ruhezustand so stark sein, daß die ganze durch Sympathicusantrieb

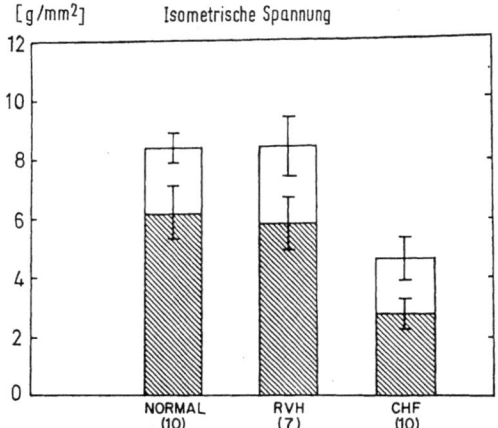

Abb. 24.28. Maximale isometrische Spannungsentwicklung von Papillarmuskeln des rechten Ventrikels von normalen Katzen, von solchen mit rechtsventriculärer Hypertrophie (RVH) sowie mit Herzinsuffizienz (CHF) nach Gabe von 1 µg/ml Strophanthin. Die schraffierten Flächen jeder Säule repräsentieren den durchschnittlichen Kontrollwert, die hellen Flächen die durchschnittliche Steigerung nach Strophanthin. Die obere Begrenzung jeder Säule stellt den durchschnittlichen Wert der durch Strophanthin bewirkten maximalen isometrischen Spannung dar, die vertikalen Linien mit Querbalken den Bereich der Streuung (1 SEM). Zahlen in Klammern = Zahl der Tiere in jeder Gruppe. (Aus J. F. SPANN et al., 1967)

normalerweise vorhandene Kontraktilitätsreserve schon im Ruhezustand verbraucht ist. Nach Gabe von Herzglykosiden kommt es zu einem Rückgang des Sympathicusantriebes; dadurch kann während Belastung wieder eine Kontraktilitätsreserve nachweisbar werden.
Mit Erhöhung des Herzminutenvolumens kommt es auf jeden Fall zu einem teilweisen Rückgang dieser Kompensationsmechanismen im Ruhezustand. Der erhöhte Sympathicusantrieb hat bei diesen insuffizienten Herzen vor der Gabe von Herzglykosiden zu einer vermehrten Vasokonstriktion im Arteriolen- und Venenbereich geführt. Nach Gabe von Herzglykosiden und nach Erhöhung der Herzminutenvolumens durch Kontraktilitätserhöhung kann dieser Kompensationsmechanismus reduziert werden.
Neben der Abnahme des enddiastolischen Druckes kommt es auch zu einer Abnahme des enddiastolischen Volumens, d. h. die Druck-Volumen-Schleife des Herzens verschiebt sich nach links. Dabei kommt es zu einer Vergrößerung des Schlagvolumens durch die jetzt wiedergewonnene stärkere Kontraktilität des Herzens. Ob bei überdehnten Herzen die Verkleinerung des Herzens an sich bereits zu einer Verbesserung der mechanischen Arbeitsbedingungen führen kann,

d. h. ob insuffiziente Herzen auf dem absteigenden Schenkel einer Starling-Kurve arbeiten können, ist nicht endgültig geklärt. Experimentell konnte durch Erhöhung des Füllungsdruckes von 10 auf 25 mm Hg eine Vergrößerung der mittleren Sarkomerenlänge von 2,05 auf 2,3 µm nachgewiesen werden. Nach Normalisierung einer solchen Verlängerung durch Herzglykoside läßt sich für das menschliche Herz eine deutliche Volumenverkleinerung voraussagen. Bei in Einzelfällen sehr starker Herzverkleinerung im Verlauf einer Therapie mit Herzglykosiden, welche in diesen Fällen auch mit einer körperlichen Schonung durch Bettruhe kombiniert wird, ist zusätzlich ein Rückgang einer Gefügedilatation anzunehmen. Der Grad der Reversibilität einer Gefügedilatation hängt sicherlich vom Ausmaß der Bindegewebsvermehrung ab (s. Rückgang der Herzgröße bei akutem Cor pulmonale, Überlastung und O_2-Mangel sowie bei akuter Myokarditis).
Herzglykosidbedingte Vergrößerung des Schlag- und Minutenvolumens führt sowohl zu einer Verbesserung und bei geringer Ausprägung sogar zu einer Normalisierung der Förderleistung des Herzens und damit der Organdurchblutung, insbesondere der Niere, als auch zu einem Abbau der Stauung vor dem insuffizienten Herzen.

24.8.3.7 Die Wirkung auf das Reizbildungs- und Reizleitungssystem des Herzens

Die übliche Klassifizierung der Glykosidwirkungen in chrono-, dromo- und bathmotrope auf das Reizbildungs- und Reizleitungssystem des Herzens wird den tatsächlichen bioelektrischen Vorgängen im Herzen nicht gerecht. Da das Verständnis für die Beeinflussung elektrophysiologischer Prozesse des Herzens durch Herzglykoside und andere Pharmaca, wie insbesondere durch Antiarrhythmica, eine genaue Kenntnis der Physiologie und Pathophysiologie der elementaren Myokardfunktionen voraussetzt, wird auf die ausführliche Darstellung dieser Materie in den Abschnitten 3.1 und 3.2 verwiesen. Wie aus Abschnitt 25.4.1 hervorgeht, spielt für die Erregung und den Erregungsablauf in den Herzmuskelzellen der Zustand ihres Membranpotentials und dessen entwicklungsgeschichtlich bedingte, unterschiedliche Stabilität eine entscheidende Rolle. Diese ist am stärksten ausgeprägt in den Zellen des Vorhof- und Kammermuskulatur, labiler in den Schrittmacherzellen des Erregungsleitungssystems und am wenigsten stabil in den Zellen des Sinusknotens.
Jede Schädigung der Zellmembran vermindert das Ruhepotential und setzt damit die Erregbarkeit der Herzmuskelzelle herab. Dies kann als negativ-bathmotroper Effekt bezeichnet werden. Gleichzeitig steigert aber ein erniedrigtes Membranpotential die Automatotropie der Herzmuskelfasern, ein Verhalten, für welches die Bezeichnung positiv bathmotrop jedoch unzutreffend ist; denn die Neigung zu spontaner Erregungsbildung (Automatieneigung) kann unabhängig von der Erregbarkeit zu- oder abnehmen (vgl. die Adrenalinwirkung). Wenn gelegentlich noch von einer positiv bathmotropen Wirkung von Herzglykosiden gesprochen wird, ist dies unkorrekt, denn in Wirklichkeit handelt es sich nicht um eine Steigerung der Erregbarkeit, sondern um einen pathophysiologisch gänzlich anderen Vorgang, nämlich eine Zunahme der spontanen Entladungsneigung (Versteilerung der langsamen diastolischen Depolarisation).

Der Begriff der Dromotropie ist ebenfalls nicht eindeutig, denn er beinhaltet mehr als nur eine Beeinflussung der Reizleitungsgeschwindigkeit. Auch das unterschiedliche refraktäre Verhalten einzelner Gewebsabschnitte des Herzens bestimmt außer der Reizleitungsfähigkeit die Erregungsausbreitung im Herzen.
Konventionelle Formulierungen wie „Herzglykoside wirken negativ chronotrop", also sinusfrequenzsenkend, sind nur berechtigt, wenn darunter lediglich eine indirekte Beeinflussung des Sinusknotens verstanden wird, welche nach therapeutischen Glykosidgaben am insuffizienten Herzen zustandekommt. Herzglykoside in therapeutischen Gaben üben auf nicht vorgeschädigte Zellen des Sinusknotens eines suffizient schlagenden Herzens keine direkt chronotropen Einflüsse aus. Veränderungen der Frequenz, welche durch toxische Glykosidgaben verursacht werden, sind hochwahrscheinlich ebenfalls keine Folge einer direkten Einwirkung auf den Sinusknoten, sondern im Falle einer hochgradigen Bradykardie Folge einer sinuatrialen Blockierung.
Generell kann also gesagt werden, daß Herzglykoside in üblicher Dosierung auf das gesunde, mit Sicherheit nicht vorgeschädigte Herz keine Veränderung der Erregbarkeit und der Erregungsausbreitung bewirken.
Toxische Glykosidgaben können dagegen in Abhängigkeit von der Dosis, der Art der zugrundeliegenden Vorschädigung des Herzens und dem Ort der Einwirkung — dem primären Stabilitätsgrad des Ruhepotentials der jeweiligen Herzmuskelzellgruppe entsprechend — unterschiedlich schnell und schwer sämtliche Frequenz- bzw. Rhythmusstörungen hervorrufen, welche am geschädigten Herzen auch ohne Glykosidgaben spontan vorkommen.
Im Hinblick auf die in Frage kommenden zahlreichen ätiologischen und pathophysiologischen Faktoren der z. T. sich überlagernden bioelektrischen Veränderungen in den Herzmuskelfasern nach Glykosidgaben wird daher hier von einer Beschreibung der Herzglykosidwirkung auf die einzelnen Herzabschnitte unter dem Gesichtspunkt der jeweils vorliegenden Wirkung auf Erregbarkeit, Automatotropie, refraktäres Verhalten und die Reizleitung Abstand genommen; dies unterbleibt vor allem, da auch eine systematische Untersuchung mit modernen elektrophysiologischen Methoden vom gleichen Untersucher am gleichen Objekt mit gleicher Dosierung an den entsprechenden Zellgruppen der verschiedenen Herzabschnitte noch nicht durchgeführt worden ist.
Das EKG bietet dem Kliniker die Möglichkeit, Störungen der Erregungsbildung, -ausbreitung und -rückbildung, welche während der Herzglykosidbehandlung auftreten können, zu registrieren. Eine verbindliche Interpretation der elektrophysiologischen Vorgänge in den einzelnen Zellgruppen ist aufgrund der EKG-Beurteilung jedoch nur sehr bedingt möglich. Die Bedeutung des EKG zur frühzeitigen Erkennung toxischer Glykosidwirkungen ist dagegen nicht hoch genug einzuschätzen. Glykosidbedingte EKG-Veränderungen sind daher in Abschnitt 24.8.7 abgehandelt.

24.8.4 Indikationen zur Herzglykosidmedikation

Indikationen zur Anwendung von Herzglykosiden sind:
1. Die Kontraktionsinsuffizienz des Herzmuskels,
2. Bestimmte Formen von Rhythmusstörungen:
   a) bei Herzmuskelinsuffizienz,
   b) ohne gleichzeitige Kontraktilitätsminderung des Herzmuskels.

24.8.4.1 Indikationen bei Kontraktionsinsuffizienz

Die Anwendung von Herzglykosiden ist bei allen Stadien der Funktionsbeeinträchtigung des kontraktilen Myokards (s. Abschnitt 24.4) indiziert, und zwar bei:
Ruheinsuffizienz (Stad. IV, Tab. 24.1),
Belastungsinsuffizienz (Stad. III),
Kontraktionsschwäche des Herzmuskels im Ruhezustand (Stad. II) und
Kontraktionsschwäche bei Belastung (Stad. I).
Hinsichtlich der Kontraktionsschwäche des Herzmuskels im Ruhezustand oder bei Belastung (in beiden Fällen ohne Herzinsuffizienz) wird der übergeordnete Begriff „gestörte Ventrikelfunktion" zweckmäßigerweise nicht verwandt, da dieser sowohl eine Kontraktionsschwäche als auch eine Reduktion der Dehnbarkeit beinhaltet. Beide führen zu einem erhöhten Füllungsdruckanstieg. Reduzierte Dehnbarkeit ist jedoch durch Herzglykoside nicht beeinflußbar.
Selbstverständlich ist, daß bei Herzmuskelinsuffizienz mit kardial verursachten Stauungszeichen eine Herzglykosidmedikation zu erfolgen hat. Es ist jedoch zu beachten, daß häufig eine Ruhe- oder Belastungsherzinsuffizienz besteht, ohne daß sich eine Stauung durch Ödeme deutlich manifestiert.
Auch die klinisch nicht faßbaren Stadien einer Funktionsbeeinträchtigung des Herzens (Stadium I und II) — ohne Verkleinerung des Herzminutenvolumens und ohne Zeichen von Stauungsherzinsuffizienz — sind mit Herzglykosiden zu behandeln.
Während das Vorliegen einer Herzinsuffizienz mit Stauungszeichen ohne Hilfsmittel einfach zu erkennen ist, sind die einzelnen Stadien einer Funktionsbeeinträchtigung der Ventrikel des Herzens jedoch häufig nur mittels einer zusätzlichen apparativen Diagnostik exakt nachzuweisen.
Der Arzt, dem nur klinische Hilfsmittel zur Verfügung stehen, hat mit dem Vorhandensein einer Kontraktilitätsminderung des Herzens (Punkte 3 und 4) zu rechnen:
a) Bei Patienten mit überstandenen oder noch vorhandenen Erkrankungen, welche erfahrungsgemäß zu einer Schädigung des Herzmuskels führen, wie z. B. Rheumatismus verus, Diphtherie, chronische Bronchitis u. a.,
b) bei anamnestischen Hinweisen oder Befunden, welche einen größeren Substanzdefekt des Myokards vermuten lassen, wie z. B. nach großem Myokardinfarkt,
c) bei Nachweis einer chronischen Mehrbelastung des Herzens, wie z. B. durch Vitien mit erhöhter Druck- oder Volumenarbeit und vorhandenen Zeichen einer Links- bzw. Rechtsverspätung im EKG, oder durch erhöhte Druckarbeit infolge Hypertonie bei vorhandenen Zeichen einer Linksverspätung,
d) bei Klagen des Patienten über hochwahrscheinlich kardial verursachte Beschwerden, wie z. B. Dyspnoe während bisher gewohnter Belastung,
e) bei Personen im höheren Alter, insbesondere dann, wenn sie ungewohnten Belastungen ausgesetzt werden oder zusätzliche Belastungen zu erwarten sind, wie z. B. Operationen.
In Zweifelsfällen bringt eine probatorische mehrtägige Glykosidmedikation die Entscheidung der Frage, ob eine Kon-

traktionsminderung des Herzmuskels bzw. eine latente Herzinsuffizienz besteht. Zur probatorischen Glykosidmedikation ist eine Dosierung zu empfehlen, welche innerhalb von 5 Tagen der 60%igen Wirkdosishöhe von z. B. β-Methyldigoxin entspricht (Dosierung s. Tabelle 24.6a). Während einer mehrtägigen Beobachtung — bei weiterer täglicher Gabe der Einzeldosis (ED) von 0,2 mg — ist in der Regel bereits aufgrund klinischer Kriterien zu entscheiden, ob eine Besserung der Symptome erfolgt ist, welche das Bestehen einer Kontraktilitätsminderung des Herzmuskels vermuten lassen.

Differenzierung zwischen Herzmuskelinsuffizienz und Herzinsuffizienz: Bei jeder Anwendung von Herzglykosiden ist zu berücksichtigen, daß
1. nicht jeder Herzinsuffizienz eine Insuffizienz des Herzmuskels zugrundeliegt,
2. der Herzinsuffizienz zwar Veränderungen des Herzmuskels zugrundeliegen können, wie z. B. starke Änderung der Dehnbarkeit des Myokards — Extremfall Aneurysma —, welche jedoch keine direkte Beeinflussung durch Herzglykoside erwarten lassen,
3. ferner nicht jede, selbst muskulär verursachte Herzinsuffizienz therapeutisch durch Herzglykoside beeinflußbar ist; denn die Ansprechbarkeit des insuffizienten Herzmuskels auf Herzglykoside hängt ab von der jeweiligen zugrundeliegenden pathophysiologischen Ursache (Abschnitt 24.3).

Nach FLECKENSTEIN (1967, 1968), FLECKENSTEIN et al. (1967) sind zwei verschiedene Typen der kontraktilen Insuffizienz des Herzmuskels zu unterscheiden:
a) die Utilisationsinsuffizienz und
b) die Mangelinsuffizienz.

Der Typ der *Utilisationsinsuffizienz* ist gekennzeichnet durch das Unvermögen von Myokardfasern, die in Form energiereicher Phosphate (ATP und Kreatinphosphat) gestapelte chemische Energie in mechanische Arbeit umzusetzen. Als Ursachen für eine Utilisationsinsuffizienz kommen vornehmlich stärkere Grade von Hypertrophie der Herzmuskelzellen, ferner Zufuhr von adrenolytischen Pharmaca in höherer Dosierung, von Barbituratverbindungen, Antifibrillantien, von zweiwertigen Cobalt- und Nickelionen u. a. in Frage.

Dem Typ der *Mangelinsuffizienz* liegt als Ursache für die herabgesetzte oder aufgehobene Kontraktionskraft des Herzmuskels ein durch eine Synthesestörung hervorgerufener Mangel von energiereichem Phosphat zugrunde. Ursachen für klinisch zu beobachtende Formen einer Herzmuskelinsuffizienz vom Typ der Mangelinsuffizienz sind: Erstickung, Coronararterienverschluß, Hypoxie infolge Ischämie durch Arteriolosklerose, akute schwere Blutverluste, Kohlenmonoxydatmung, Stoffwechselgifte wie Cyanid, 2,4-Dinitrophenol u. a. Die Herzmuskelinsuffizienz infolge Mangels an energiereichen Phosphaten verhält sich Herzglykosiden gegenüber als therapierefraktär.

Da für klinische Belange oft mit einer *Kombination mehrerer Ursachen* der Herzmuskelinsuffizienz zu rechnen ist — Utilisations- und Mangelinsuffizienz bzw. gleichzeitiger pathologischer Überdehnung von Herzwandanteilen (Aneurysma) — empfiehlt es sich, bei jeder Herzmuskelinsuffizienz Herzglykoside zu verabreichen, wobei mit Sicherheit die Komponente der Utilisationsinsuffizienz therapeutisch beeinflußbar ist.

24.8.4.2 Indikationen bei Frequenz- und Rhythmusstörungen

Herzglykoside sind primär keine Antiarrhythmica. Frequenz- und Rhythmusstörungen stellen daher nur eine relative Indikation zur Anwendung von Herzglykosiden dar; denn ihre Wirkung, welche sich besonders auf Tachykardien bzw. Rhythmusstörungen muskulär insuffizienter Herzen erstreckt, erfolgt dabei vorwiegend indirekt durch eine Verbesserung der Herzleistung.

Die regelmäßig auftretende komplexe Wirkung von Herzglykosiden auf die Frequenzsenkung eines im Sinusrhythmus beschleunigt schlagenden insuffizienten Herzens ist in Abschnitt 24.8.3.6 erörtert worden.

Gelegentlich kann auch eine supraventriculäre paroxysmale, nicht durch Herzinsuffizienz verursachte Tachykardie nach Versagen sonstiger therapeutischer Maßnahmen (s. Therapie der Herzrhythmusstörungen) auch ohne Nachweis einer Herzinsuffizienz durch Herzglykoside kupiert werden.

Hormonell-, toxisch oder entzündungsbedingte Sinustachykardien verhalten sich Herzglykosiden gegenüber therapierefraktär.

Die Tachyarrhythmia absoluta (durch Vorhofflimmern) bei Herzinsuffizienz ist von den Frequenz- und Rhythmusstörungen die häufigste Indikation zu einer erfolgreichen Anwendung von Herzglykosiden. In der Regel ist dabei die erhöhte Kammerfrequenz zu normalisieren, nicht jedoch auch zu regularisieren, da eine Konversion von Vorhofflimmern zu einem Sinusrhythmus lediglich durch Herzglykoside in der Regel selten und dann nur von vorübergehender Dauer zu erreichen ist.

Die therapeutische Beeinflussung der Tachyarrhythmia absoluta durch Herzglykoside ist Folge eines Kombinationseffektes, nämlich:
a) einer Wirkung über den Vagus,
b) einer direkten Herzglykosidwirkung auf die AV-Überleitung und
c) einer Reduktion des Sympathicusantriebes durch die verbesserte Leistung des Herzens.

Liegt ein Vorhofflattern vor und ist ein Sinusrhythmus durch Herzglykoside nicht zu erreichen — und eine Elektrokonversion nicht sofort durchführbar — so ist zu versuchen, durch Herzglykoside das Vorhofflattern in Flimmern umzuwandeln; wenn dies nicht gelingt, besteht als dritte Möglichkeit eine Verlängerung der Refraktärperiode des AV-Knotens durch Herzglykoside zu erzielen und dadurch die Frequenz gehäufter, von den Vorhöfen zu den Kammern übergeleiteter Erregungen zu reduzieren.

Vorhofflattern sollte, wenn ein Sinusrhythmus nicht zu erzielen ist, auch bei regelmäßiger normaler Kammerfrequenz in Vorhofflimmern umgewandelt werden, denn Vorhofflattern wirkt sich bekanntlich klinisch ungünstiger aus als Vorhofflimmern, da es bei jeder psychisch oder durch Arbeit bedingten Sympathicotonuserhöhung infolge einer Verkürzung der Refraktärperiode des AV-Knotens zu einer sprunghaften Erhöhung der Kammerfrequenz kommen kann.

Auf die Behandlung aller sonstigen, ohne oder mit einer Herzinsuffizienz einhergehenden Frequenz- und Rhythmusstörung wird an anderer Stelle eingegangen.

24.8.4.3 Definition gebräuchlicher Parameter

Für das Verständnis der bei der Anwendung von Herzglykosiden verwendeten Begriffe ist die Kenntnis einiger Definitionen erforderlich.

Die *Resorptionsquote* eines oral zugeführten Herzglykosids gibt den Prozentsatz der Glykosidmenge an, welche im Gastrointestinaltrakt zur Resorption gelangt.

Als *Wirkdosis* (WD) wird diejenige Glykosidmenge in Milligramm bezeichnet, welche an einem beliebigen Tag im Organismus enthalten ist und eine quantitativ jedoch noch nicht sicher beurteilbare Wirkung entfaltet. Die WD ist gleich der i. v. zugeführten Glykosidtagesdosis bzw. dem resorbierten Teil der oral verabreichten Tagesdosis plus derjenigen Glykosidmenge, welche als Wirkungsrest (WR) der Glykosidgaben vorheriger Tage im Organismus vorhanden ist.

Als *Vollwirkdosis* wird diejenige im Organismus enthaltene, parenteral zugeführte bzw. resorbierte Glykosidmenge bezeichnet, welche eine volle Wirkung auf das insuffiziente Herz ausübt; d. h., daß eine Steigerung dieser Dosis keinen besseren Grad der Kompensation bewirkt bzw. daß eine Reduktion der erzielten Wirkdosishöhe wieder eine Verschlechterung der Herzleistung zur Folge hat.

Die *mittlere Vollwirkdosis* (mVWD) eines Glykosids ist ein errechneter Wert in Milligramm, der als 100%ige mVWD bezeichnet wird und aufgrund klinischer Testungen aus einem Kollektiv herzinsuffizienter Kranker ermittelt wurde. Es ist zweckmäßig, den Wert für die VWD aus einem Kollektiv von Kranken mit einem hohen Glykosidbedarf zu wählen. Hierdurch wird vermieden, häufiger eine Wirkdosis oberhalb der 100%igen VWD verordnen zu müssen, andererseits wird den Kranken, die zur Kompensation der Herzinsuffizienz nur 80% oder 60% bzw. 40% der VWD benötigen, therapeutisch voll Genüge getan. Der mVWD kommt demnach bei der Wahl der Dosierung nur die Bedeutung eines orientierenden Bezugswertes zu, da die mVWD für den jeweils zu behandelnden Kranken kaum jemals mit der individuellen Vollwirkdosis identisch ist.

Die *individuelle Vollwirkdosis* (iVWD) ist diejenige Glykosidmenge, welche der einzelne Kranke als Wirkdosis benötigt, damit sein insuffizientes Herz die bestmögliche Steigerung der Kontraktionskraft erfährt. Die individuelle Vollwirkdosis ist für den Kranken zunächst unbekannt und daher im Hinblick auf eine individuelle, optimal wirksame Therapie für jeden Herzkranken erst im Verlauf der Glykosidmedikation festzustellen. Im Hinblick auf eine praktisch leicht durchführbare quantitative individuelle Dosierung werden individuelle Vollwirkdosis, Wirkdosis und Wirkungsrest zweckmäßigerweise nicht in Milligramm angegeben, sondern als Prozentsatz der den Dosierungsberechnungen zugrundegelegten Vollwirkdosis, deren Wert in Milligramm als 100%ige VWD bezeichnet wird.

Die *Erhaltungsdosid* (ED) ist diejenige Glykosidmenge, welche täglich parenteral oder als resorbierter Anteil eines oral gegebenen Glykosids zugeführt werden muß, um eine bestimmte Wirkdosishöhe aufrecht zu erhalten. Die ED ersetzt den innerhalb von 24 Std durch Abbau und Ausscheidung des Glykosids entstandenen Wirkungsverlust. Sie ist kein konstanter Wert in Milligramm, sondern ein der Abklingquote des jeweiligen Glykosids entsprechender Prozentsatz derjenigen Wirkdosis, welche beizubehalten gewünscht wird.

So beträgt die ED zur Erhaltung einer Vollwirkdosis von 1,75 mg bei einer entsprechenden Abklingquote des verwendeten Glykosids von z. B. 20% 0,35 mg; zur Erhaltung einer WD von z. B. 80% der VWD des gleichen Glykosids wiederum 20% (von 1,4 mg) = 0,28 mg.

Die *Abklingquote* eines Glykosids gibt an, um wieviel Prozent die jeweilige Glykosidmenge innerhalb von 24 Std durch Abbau zu herzunwirksamen Metaboliten und durch Ausscheidung des Glykosids kontinuierlich abfällt und somit einen Wirkungsverlust verursacht. Die Abklingquote ist für jedes Glykosid eine spezifische, annähernd konstante Größe, welche u. a. maßgebend ist für die sog. Steuerbarkeit eines Glykosids. Glykoside mit großer Abklingquote werden schneller eliminiert und unwirksamer und sind daher besser „steuerbar" als solche mit kleiner Abklingquote.

Der *Wirkungsverlust* eines Glykosids wird durch die innerhalb von 24 Std ausgeschiedene oder zu unwirksamen Metaboliten abgebaute Glykosidmenge verursacht. Er entspricht annähernd der Größe der Abklingquote des betreffenden Glykosids, ist jedoch mit dieser nicht völlig identisch, da er klinisch erst verzögert in Erscheinung tritt.

Der *Wirkungsrest* (WR) entspricht der Wirkdosis des Vortages minus der Glykosidmenge, welche innerhalb von 24 Std abgebaut oder ausgeschieden wurde.

Die *Persistenzquote* ist identisch mit dem Begriff Wirkungsrest.

Die *therapeutische Breite* gibt für die klinische Therapie den Sicherheitsabstand zwischen voller Wirkdosis und der Dosishöhe an, welche toxische Wirkungen verursacht. Aufgrund bisheriger Annahmen ist sie für die verwendeten herzwirksamen Glykoside annähernd gleich; sie liegt in einem Bereich von etwa 100–150% der Vollwirkdosis. Für Kranke, deren individuelle Vollwirkdosis sehr niedrig ist, kann eine Glykosidmedikation in Höhe der mittleren Vollwirkdosis daher bereits toxisch sein.

Unter *Akkumulation* oder dem Akkumulieren von Glykosiden, wofür oft noch der Ausdruck „aufsättigen" gebraucht wird, ist der während einer Glykosidmedikation schnell, mittelschnell oder langsam bewirkte Anstieg (die Anhäufung) der Glykosidmenge im Körper zu verstehen. Eine Akkumulation von Herzglykosiden bis zum Erreichen der gewünschten Wirkdosishöhe findet bei jeder wirksamen Glykosidtherapie statt.

Kumulation bedeutet im üblichen Sprachgebrauch dagegen eine Anhäufung einer Substanz in einer Menge, welche größer ist als diejenige, welche vor einer erneuten Gabe ausgeschieden oder zu unwirksamen Metaboliten abgebaut ist und daher bei Überschreiten des therapeutischen Bereiches subtoxische und schließlich toxische Wirkungen verursacht.

24.8.4.4 Charakteristika der therapeutisch wichtigsten Herzglykoside

Gemeinsame Eigenschaften der Herzglykoside sind:

– der Wirkungsmechanismus, welcher für alle Glykoside gleich ist,
– die Qualität ihrer Wirkung, nämlich Kraft und Schnelligkeit, die Herzkontraktion zu steigern und
– die therapeutische Breite, welche für alle Glykoside annähernd gleich groß sein soll.

Unterschiede bestehen jedoch hinsichtlich
- der Resorbierbarkeit oral verabreichter Glykoside,
- ihres Verteilungsvolumens im Organismus und in den Geweben,
- ihres Wirkungseintrittes sowie
- der Geschwindigkeit ihrer Ausscheidung und damit der Dauer ihrer Wirkung.

Bestimmt wird der Wirkungstyp der einzelnen Glykoside durch ihre Atomgruppierung (s. Abb. 24.23).

Die differenzierte therapeutische Anwendbarkeit der einzelnen Glykoside, bedingt durch den verschiedenartigen chemischen Bau, hängt in entscheidender Weise ab von deren unterschiedlichen
- Löslichkeit,
- Bindung an Eiweißkörper und
- Art des Abbaus und der Ausscheidung (s. Abschnitt 24.8.3.2).

Herzglykoside werden nach i. v. Zufuhr oder nach erfolgter enteraler Resorption in unterschiedlicher Quantität an Eiweiß gebunden. Das Ausmaß der Adsorption an Eiweiß ist weitgehend abhängig von der Polarität der Glykoside.

ist, desto kleiner ist ihr Verteilungsvolumen und damit wird auch desto früher eine therapeutisch wirksame Konzentration erreicht. Daher haben g- und k-Strophanthin einen sehr schnellen Wirkungseintritt und schon nach viel kürzerer Zeit ihr Wirkungsmaximum erreicht als die übrigen Herzglykoside.

Der schnellere Wirkungseintritt nach Gaben von β-Methyldigoxin als nach Digoxin hängt mit seiner höheren und schnelleren Anflutungsphase innerhalb der ersten Stunde zusammen.

Da die pharmakokinetischen Charakteristika der einzelnen Glykoside die Wahl des Glykosids, dessen Applikationsform und vor allem dessen Dosierung maßgebend bestimmen, ist die Kenntnis der wichtigsten Kriterien, nämlich der Resorptionsquote eines oral verabreichten Glykosids, dessen Wirkungsbeginn und Zeitpunkt der maximalen Wirkung sowie der Abklingquote bzw. der daraus resultierenden Wirkungs- und Verweildauer eines jeden Glykosids für die praktische Anwendung der Herzglykoside von Bedeutung.

Diese Parameter fungieren als eine wertvolle Orientierungshilfe, um das jeweils verwendete Glykosid zweckentspre-

Tabelle 24.4. Vollwirkdosis, Resorptions- und Abklingquote der gebräuchlichsten Herzglykoside

	Resorptionsquote (%)	Abklingquote (%)	Vollwirkdosis (mg)	Wirkungsbeginn i. v.	Wirkungsbeginn oral	Wirkungsmaximum i. v.	Wirkungsmaximum oral
Strophanthin	< 10	40	0.6	2–10 min		30–60 min	
Digitoxin	100	7	2.0	30–60 min	3–5 Std	7–12 Std	7–12 Std
Digoxin	70	20	2.0	5–20 min	2–3 Std	2–3 Std	5–7 Std
Acetyldigoxin	80	20	2.0	5–20 min	2–3 Std	2–3 Std	5–7 Std
β-Methyldigoxin	100	20	1.75	2–10 min	10–30 min	30–60 min	1–2 Std
Lanatosid C	35	20	2.0	5–10 min	2–3 Std	2–3 Std	5–7 Std

Glykoside werden im allgemeinen um so mehr an Eiweiß gebunden, je weniger polar sie sind (je weniger Hydroxylgruppen das Molekül enthält). *Digitoxin* als das am stärksten hydrophobe Glykosid wird zu 93–95%, *Digoxin* zu etwa 25–30% und das hydrophile *g-Strophanthin* zu weniger als 5% an Plasmaalbumine adsorbiert. Die Bindung ist reversibel, so daß bei einem Verbrauch des ungebundenen Anteils des Glykosids ein Gleichgewicht durch Freigabe von an Eiweiß gebundenem Glykosid wiederhergestellt wird. Herzwirksam ist der nicht an Eiweiß gebundene Anteil des Glykosids.

Unterschiede der enteralen Resorptionsgeschwindigkeit, der Bindung an Eiweiß und der Größe des Verteilungsvolumens der einzelnen Glykoside erklären die unterschiedliche Schnelligkeit des Wirkungseintritts eines Glykosids (Tabelle 24.4).

Von den nicht oder nur wenig an Eiweiß gebundenen Glykosiden steht sofort ein höherer Anteil der Gesamtkonzentration von Herzglykosiden wirksam zur Verfügung. Je geringer das Eindringungsvermögen von Herzglykosiden in die Zellen

chend wirksam und risikolos anwenden zu können. Den Angaben über die mittlere Vollwirkdosis in Milligramm, ferner die mittlere Resorption in Prozenten, die Schnelligkeit des Wirkungseintritts und das Maximum der Wirkung kommt jedoch keine absolute Gültigkeit zu.

Am ehesten als allgemein verbindlich anerkannt sind die Angaben für die *Abklingquote*; auch das gilt jedoch nicht uneingeschränkt, wie z. B. für Strophanthin, über dessen Abklingquote noch keine einheitliche Auffassung herrscht. Da jeder Kranke mit Herzinsuffizienz durch Kontraktionsschwäche der Herzmuskelzellen die für ihn adäquate individuelle Vollwirkdosis erhalten sollte, ist insbesondere eine Angabe in Milligramm für die mittlere Vollwirkdosis (mVWD) eines Glykosids nur von relativem Wert.

Der Wert in Milligramm für die mittlere Vollwirkdosis eines Glykosids hat, wie im Abschnitt 24.8.5 dargelegt wird, nur die Bedeutung einer Bezugsgröße. Als solche bietet sich die Beziehung Wirkdosis (in %) zur 100%igen Vollwirkdosis an; wobei letztere nur als ein fiktiver Wert anzusehen ist.

Tabelle 24.4 enthält für die gebräuchlichen Herzglykoside die Werte der Vollwirkdosis, die Resorptions- und Abklingquote, welche als Bezugsgrößen den Berechnungen für die Dosierungsempfehlungen (Tabellen 24.5a und b, 24.6a und b) zugrundegelegt wurden. Es handelt sich um z.T. modifizierte Werte aufgrund der Angaben von AUGSBERGER (1951, 1954, 1973), BLUMBERGER (1960), DOERING et al. (1973), KÖNIG u. OHLY (1970) sowie STORZ (1966).
Über die Gültigkeit der Angaben in Milligramm als verbindlich genauen Wert für die mittlere Vollwirkdosis eines Glykosids zu diskutieren, ist insofern unbefriedigend, als die bisherigen Angaben nicht mit einer einheitlichen Methode zur exakten Messung der kontraktionssteigernden Wirkung des einzelnen Glykosids gewonnen wurden.
Für Strophanthin wurde der Wert für die Vollwirkdosis von 0,6 mg beibehalten, besonders im Hinblick darauf, daß der überwiegende Teil der Ärzte Strophanthin unter Berücksichtigung dieses Wertes zu handhaben versteht und auch in den neuesten Lehrbüchern der Pharmakologie (KUSCHINSKY u. LÜLLMANN, 1972) und Therapie (JAHRMÄRKER, 1973) 0,6 mg noch als gültiger Wert angegeben ist.
Differieren die Angaben über die Größe der mittleren Vollwirkdosis eines Glykosids, so erweist sich im besonderen Maße die Bedeutung, einen Wert in Milligramm für die Vollwirkdosis nur als Bezugsgröße zu verwenden. Dabei ist es zweckmäßig, den Wert eher höher als zu niedrig anzusetzen; denn Kranke mit einem hohen Glykosidbedarf erhalten auf diese Weise sicherer ihre volle Wirkdosis, während Kranken, welche zur Kompensation der Herzinsuffizienz nur 80 % oder 60 % der Vollwirkdosis benötigen, mit diesem Dosierungsmodus therapeutisch voll Genüge getan wird und auch in psychologischer Hinsicht besser gedient ist. Ein als Bezugsgröße zu niedrig angesetzter Wert für die Vollwirkdosis verleitet leicht dazu, Patienten mit schwerer Herzinsuffizienz Herzglykoside in zu geringer Dosierung zu verabreichen; denn aus Furcht vor einer Überdosierung werden schwerlich psychologisch verständliche Hemmungen leicht überwunden, eine Wirkdosis oberhalb einer 100 %igen Vollwirkdosis zu verabreichen.
Aus diesem Grunde wurde bei der Dosierungsberechnung für β-Methyldigoxin als Bezugswert der von STORZ (1970) angegebene Wert von 1,75 mg als 100 %ige Vollwirkdosis gewählt. Die Bestimmung dieser Vollwirkdosis erfolgte, wie dies bisher auch für fast alle anderen Glykoside der Fall war, an Patienten mit tachykarder Flimmerarrhythmie, welche erfahrungsgemäß einer relativ größeren Glykosidzufuhr bedarf (BAYER u. JOST, 1970; BLUMBERGER, 1960; CHAMBERLAIN et al., 1970; GILBERT u. CUDDY, 1965; KLEIGER u. LOWN, 1966; KLEPZIG, 1968). Bei Untersuchungen von KÖNIG u. OHLY (1970) sowie DOERING et al. (1973) wurde für Patienten mit schwerer Herzinsuffizienz (Schweregrad III und IV — mittels intravasaler Druckmessungen unter Belastung —) ein entsprechender Wert von 1,68 mg für die Vollwirkdosis von β-Methyldigoxin errechnet.

24.8.4.5 Zur Wahl des Herzglykosids

Bei einer äquivalenten (äquieffektiven) Dosierung kann eine Herzinsuffizienz oder ihre Vorstadien aufgrund des positiv inotropen Effektes aller Herzglykoside prinzipiell mit jedem Herzglykosid wirksam behandelt werden.

Die besonderen Charakteristika einzelner Glykoside modifizieren jedoch deren therapeutische Anwendbarkeit teilweise so erheblich, daß einer der jeweiligen Indikation und der gewünschten Applikationsform entsprechende Wahl des Glykosids zu treffen ist, um die Glykosidmedikation möglichst zweckmäßig, wirksam und risikolos zu gestalten.
Haltbarkeit und damit gleichbleibende Wirkung sowie eine gewichtsmäßige Dosierbarkeit eines Glykosids sind unerläßliche Voraussetzungen für eine rationale Glykosidtherapie.
Die im Handel befindlichen Reinglykoside erfüllen diese Voraussetzungen in nahezu idealer Weise.
Digitaloide sollten selbst zur Behandlung leichter Fälle von Kontraktionsschwäche des Herzmuskels auch bei Patienten in höherem Alter nicht mehr verordnet werden. Ihre Anwendung ist mit den Grundsätzen einer rationalen Therapie nicht in Einklang zu bringen. Die Furcht vor Nebenwirkungen durch sicher wirksame und hinsichtlich Resorption, Pharmakokinetik und Wirkung gut beurteilbare Reinglykoside ist unbegründet; denn eine Gefährdung des Patienten durch eindeutig definierte Herzglykoside ist bei Beachtung einer individuellen Dosierung praktisch ausgeschlossen. Es besteht daher keine Veranlassung, auf „ungefährlichere" Mischungen diverser Pflanzenextrakte mit nur schwacher, unsicher beurteilbarer und oft fehlender spezifischer Wirkung auszuweichen und somit Präparate zu verordnen, denen vorwiegend nur ein psychotherapeutischer Effekt zuzubilligen ist. Vielmehr bedeutet gerade ihre Anwendung weit eher eine tatsächliche Gefährdung dadurch, daß Kranken, welche einer Förderung der Kontraktilität ihres insuffizienten Herzens bedürfen, eine rechtzeitige Medikation durch wirksame Glykoside vorenthalten wird.

Kombinationspräparate von Herzglykosiden mit anderen Kardiotonika, coronarwirksamen oder sonstigen Substanzen sind vor allem zu Beginn der Behandlung der Herzinsuffizienz nicht ohne weiteres zu empfehlen. Die Beurteilung der Reaktion eines Herzkranken nach Zufuhr eines Herzglykosids lediglich aufgrund klinischer Kriterien ist schwierig genug und erfordert bereits eine sorgfältige Beobachtung und eine kritische Wertung des erzielten Effektes. Sie sollte nicht noch erschwert oder unmöglich gemacht werden durch ein Nebeneinander einer Mehrzahl von Pharmaca, die für die Behandlung der Herzinsuffizienz nicht wirklich notwendig sind.

Die Verordnung von Glykosiden zusammen mit anderen Substanzen in einem Kombinationspräparat hat nicht nur zur Folge, die Wirkung des Glykosids nicht eindeutig genug beurteilen zu können, sondern führt zwangsläufig dazu, bei einer erforderlichen Dosisänderung des Glykosids die Begleitsubstanz im gleichen Verhältnis ebenfalls ändern zu müssen.

Zur Behandlung der Herzinsuffizienz sind daher besonders Präparate zu empfehlen, welche lediglich ein Glykosid enthalten.

Je kleiner das therapeutische Repertoire des Arztes an Herzglykosiden gehalten wird, desto leichter und sicherer wird die Beurteilung der Wirkung des so angewandten Glykosids. Um eine allen Indikationen gerecht werdende Therapie der Herzinsuffizienz betreiben zu können, werden höchstens drei verschiedene Herzglykoside benötigt.

Die Wahl des Glykosids und seiner Applikation wird bestimmt durch die Art der Indikation und durch die speziellen Eigenschaften des jeweiligen Glykosids.
Die Schnelligkeit des Wirkungseintritts eines Glykosids, die Größe seiner Abklingquote, welche über die Steuerbarkeit und die Dauer der Wirkung entscheidet, sowie die enterale Resorbierbarkeit sind die maßgeblichen Kriterien für die Wahl des anzuwendenden Glykosids für bestimmte Indikationen.

Glykoside mit schnellem Wirkungseintritt sind Strophanthin, β-Methyldigoxin und Lanatosid C i. v. (Tabelle 24.4). Während β-Methyldigoxin unter dem Aspekt eines relativ schnellen Wirkungseintritts auch oral zugeführt werden kann, erfordern Strophanthin stets und Lanatosid C für dringliche Indikationen ebenfalls nur die intravenöse Darreichungsform.

Die akute Herzinsuffizienz (Rechts- oder Linksherzinsuffizienz) mit lebensbedrohlichen Zuständen, wie z. B. Lungenödem, stellt in erster Linie eine Indikation zur i. v. Anwendung dieser drei Glykoside dar (s. u.). Die Eigenschaft des schnellen Wirkungsbeginns in Kombination mit einer guten Steuerbarkeit besitzt vor allem Strophanthin. Bei Herzinsuffizienz mit gleichzeitig bestehender Niereninsuffizienz ist die Anwendung von Strophanthin jedoch kontraindiziert, da es nicht metabolisiert wird und zum größten Teil nur über die Nieren ausgeschieden werden kann.

Strophanthin ist in erster Linie ein Mittel der Notfallsituation. Sein schneller Wirkungseintritt, seine gute Steuerbarkeit und seine schnelle, größtenteils (bei ungestörter Nierenfunktion) durch die Nieren erfolgende Ausscheidung bestimmen seine Anwendung bei akuter Herzinsuffizienz des linken oder rechten Herzens, sofern nicht, im Hinblick auf den späterhin erforderlichen Übergang auf eine orale Dauermedikation, die akute Herzinsuffizienz bereits mit β-Methyldigoxin behandelt wird. Das besonders deutschen Ärzten in seiner Wirkung und Handhabung gut vertraute Strophanthin ist wegen seiner spezifischen Eigenschaften (s. o.) auch für den Versuch, z. B. eine paroxysmale Tachykardie zu kupieren, insofern als geeignetes Glykosid zu empfehlen, als es infolge seines schnellen Wirkungseintritts durch eine zweimalige Injektion von je 0,25 mg Strophanthin (innerhalb von ca. 4 Std) bereits eine Wirkdosis von ca. 80% der Vollwirkdosis erzielt.
Nach einer zweimaligen Gabe von 0,25 mg Digitoxin i. v. werden dagegen erst nach sehr viel längerer Latenz nur ca. 25% seiner Vollwirkdosis erreicht. Im Hinblick auch auf die kleine Abklingquote von Digitoxin wird kein verantwortungsbewußter Arzt eine annähernd äquivalente Wirkdosishöhe von etwa 80 % Digitoxin — wie dies nach 0,5 mg Strophanthin der Fall ist — innerhalb weniger Stunden, z. B. zur Behandlung einer paroxysmalen Tachykardie, zuführen wollen; einer 80%igen Wirkdosis von Digitoxin entsprächen Injektionen von etwa 6 Amp. à 0,25 mg innerhalb weniger Stunden.
Unbedingt sollte die Indikation zur Anwendung von Strophanthin bei chronischer Herzmuskelinsuffizienz kritischer gestellt werden, als dies oft noch geschieht; denn eine sicher beurteilbare und verläßliche Wirkung erfordert die intravenöse Verabreichung, welche für die Dauerbehandlung nicht in Frage kommt.

Eine orale Strophanthinmedikation entspricht wegen der Unsicherheit der Wirkung infolge eindeutig erwiesener, nur minimaler enteraler Resorption (ca. 3 %) nicht den Prinzipien einer rationalen Glykosidtherapie, so daß die orale Applikation von Strophanthin abzulehnen ist.

Glykoside mit mittlerer Abklingquote: Die *chronische Herzmuskelinsuffizienz* erfordert in der Regel eine Langzeit- oder Dauerbehandlung mit Glykosiden, so daß die Anwendung oral zuführbarer enteral gut resorbierbarer Glykoside mit einer mittleren Abklingquote angezeigt ist.

Digoxin, β-Methyldigoxin und die *acetylierten Derivate des Digoxins* sind die Mittel der Wahl für das Hauptkontingent der Kranken mit chronischer Herzinsuffizienz (Ruhe- oder Belastungsinsuffizienz und Kontraktionsschwäche des Herzmuskels).

β-Methyldigoxin besitzt infolge seiner Abklingquote um 20 % eine gleich gute Steuerbarkeit wie Digoxin und dessen acetylierte Derivate. Eine bevorzugte Anwendung verdient β-Methyldigoxin vor allem wegen seines schnellen Wirkungsbeginns und seiner enteral nahezu vollständigen Resorption: Eigenschaften, welche es auch im Hinblick auf einen evtl. Wechsel der Darreichungsform — ohne erforderlich werdende Dosierungsänderung — für alle in Frage kommenden Indikationen einer Herzglykosidbehandlung als ein geeignetes Allzweckglykosid charakterisieren.

Die **kleine Abklingquote** von *Digitoxin* bietet den Vorteil, die geringsten Schwankungen der Wirkdosishöhe innerhalb von 24 Std zu verursachen; seine Anwendung ist daher indiziert:
1. zur Behandlung von Patienten mit Ruheinsuffizienz und schweren Formen von Belastungsinsuffizienz, bei denen eine möglichst gleichbleibende Wirkdosishöhe gewährleistet werden soll, und aus dem gleichen Grunde
2. bei Patienten mit Herzinsuffizienz und gleichzeitig bestehender Tachyarrhythmia absoluta nicht entzündlicher Ursache, um eine Normofrequenz der Arrhythmie zu erzielen und möglichst gleichbleibend aufrechtzuerhalten.
Unrichtig ist es jedoch anzunehmen, daß Digitoxin sich besonders gut zur Behandlung von Frequenz- und Rhythmusstörungen eignet. Bei einer korrekten äquivalenten Dosierung kann prinzipiell mit jedem Herzglykosid auch eine Tachyarrhythmia absoluta mit Herzinsuffizienz erfolgreich behandelt werden.
Der Vorteil einer über 24 Std bis zur nächsten Gabe annähernd gleichmäßig hoch bleibenden Wirkdosis und einer dementsprechend ausgeglichenen Wirkung von Digitoxin bringt den Nachteil einer langen Verweildauer des Glykosids im Organismus mit sich. Die geringe Steuerbarkeit der Digitoxinwirkung macht das Glykosid daher ungeeignet für alle Krankheitssituationen, in denen die Reaktion auf die Zufuhr von Herzglykosiden nicht sicher genug vorausbeurteilt werden kann und in denen mit der Möglichkeit einer erhöhten Glykosidempfindlichkeit zu rechnen ist.
Gegen die prinzipielle Verwendung von Digitoxin zur Behandlung von Rhythmusstörungen, speziell zur Kupierung eines Anfalls von paroxysmaler Vorhoftachykardie, spricht auch die selbst nach i. v. Gabe erst nach ca. 30-60 min beginnende und erst nach ca. 7 Std maximale Glykosidwirkung (Tabelle 24.4).

Für den Versuch, nicht durch Glykoside verursachte Rhythmus- oder Frequenzstörungen (Medikamentenanamnese!) mit Herzglykosiden zu beeinflussen, ist zweckmäßigerweise ein Glykosid mit einer größeren Abklingquote und einer daher schneller abklingenden Glykosidwirkung vorzuziehen; denn gerade Rhythmusstörungen sind hinsichtlich ihrer Reaktion auf Glykoside mit einem erhöhten Unsicherheitsfaktor behaftet.

Zur Applikation von Herzglykosiden: Die *orale Applikation* von Herzglykosiden ist prinzipiell anzuwenden, wenn nicht eine parenterale Darreichung dringend geboten ist.
Die Zufuhr von Glykosiden soll möglichst schon vom Behandlungsbeginn an oral erfolgen, vor allem im Hinblick darauf, keinen Wechsel der Applikationsform späterhin vornehmen zu müssen. Auf diese Weise wird am besten eine gleichbleibende Dosierung gewährleistet.
Eine *parenterale Applikation* von Herzglykosiden ist indiziert:
bei dringlichen Indikationen (akute Herzinsuffizienz, kardiales Lungenödem, paroxysmale Tachyarrhythmien), in Krankheitssituationen, welche eine orale Zufuhr bzw. eine enterale Resorption erschweren oder verhindern (Erbrechen, Durchfälle).
Die i.v. Injektion von Glykosiden stellt in quantitativer Hinsicht die sicherste Applikationsform dar. Dieser Gesichtspunkt ist jedoch keine verbindliche Indikation für diese Darreichung, denn sie ist stets nur zeitlich begrenzt durchführbar. Erlaubt der Zustand der Venen des Patienten nach mehrmaliger i.v. Darreichung von Glykosiden keine Fortsetzung dieser Behandlungsform, so erweist sich fast immer, daß auch eine orale Applikation den gleichen gewünschten Effekt erzielt.
Wegen der größeren Unsicherheit der rektalen Resorption sind glykosidhaltige Suppositorien nicht zu empfehlen.
Tropfen, sofern sie exakt gezählt werden, ermöglichen in quantitativer Hinsicht die am besten differenzierbare orale Applikation. Die Verordnung in Tropfenform ist jedoch in der Regel entbehrlich.
Die Glykosidtagesdosis sollte oral möglichst als eine einmalige Gabe kurz nach dem Frühstück eingenommen werden. Dieser Darreichungsmodus garantiert — vor allem während der Langzeitbehandlung — am ehesten, daß die verordnete Glykosidtagesdosis regelmäßig täglich eingenommen wird. Bei einer Verordnung einer 2- oder 3maligen Einnahme wird selbst von intelligenten Patienten erstaunlich oft die eine oder andere Fraktion der verordneten Dosis einzunehmen vergessen. Eine regelmäßige tägliche Einnahme der erforderlichen Dosis ist jedoch von entscheidender Bedeutung für die Wirkdosis und damit für den Erfolg der gesamten Behandlung.
Von der Regel, die Glykosidtagesdosis als einmalige Gabe einnehmen zu lassen, sollte nur abgewichen werden, wenn während der Akkumulation des Glykosids auf eine erwünschte Wirkdosishöhe oder beim Wechsel der Dosierung auf ein höheres Wirkdosisniveau mehr als 3 Tabl. β-Methyldigoxin à 0,1 mg auf einmal einzunehmen sind. In derartigen Fällen empfiehlt es sich, die Tagesdosis als zweimalige Gabe im etwa 12stündigen Intervall zu verabreichen, um die Verträglichkeit eines Glykosids nicht zu beeinträchtigen.

Darreichungsintervalle von Glykosiden, welche die Dauer von 24 Std überschreiten, verhindern eine gleichbleibende Wirkung in um so stärkerem Maße, je größer die Abklingquote eines Glykosids ist.
Auch die i.v. Darreichung, sofern sie überhaupt indiziert ist, muß unbedingt täglich erfolgen, um einen gleichmäßigen therapeutischen Effekt zu erzielen.

24.8.5 Dosierung der Herzglykoside

„Da der Zustand des Herzens bei den verschiedenen Kranken verschieden ist und auch bei demselben Kranken wechselt, so hat jedes Herz seine eigene Digitalisdosis" (EDENS, 1941). Die Wichtigkeit dieser von EDENS (1941) erhobenen und späterhin von zahlreichen Autoren zitierten Forderung nach einer individuellen Dosierung von Herzglykosiden wird allgemein anerkannt.
Tatsächlich wird jedoch diese Forderung oft nur verbal betont, in der Praxis aber nur selten verwirklicht. Konventionelle Dosierungsempfehlungen erstrecken sich meistens nur auf die Applikation einer sog. „Sättigungsdosis". Dabei wird unter „Sättigungsdosis" offensichtlich eine vollwirksame Glykosidmenge, die mittlere Vollwirkdosis, verstanden (s. Abschnitt 24.8.4.3).
Diese Vollwirkdosis ist jedoch nur ein mittels klinischer Testungen aus Patientenkollektiven errechneter Wert in Milligramm, welcher lediglich eine mittlere Vollwirkdosis (mVWD) darstellt und daher kaum jemals identisch ist mit der individuellen Vollwirkdosis (iVWD) für den jeweiligen Kranken.

24.8.5.1 Feststellung des individuellen Bedarfs

Die Feststellung des individuellen Bedarfs eines Kranken an Glykosiden war bislang dadurch erschwert, daß kein einfaches, auch numerisch übersehbares Verfahren hierfür verfügbar war[4].

Methodisches Vorgehen zur Ermittlung des individuellen Glykosidbedarfs. Die hier empfohlene individuelle Glykosiddosierung besteht darin, daß nicht innerhalb einer bestimmten Zeit die Vollwirkdosis als 100%ige Wirkdosis angestrebt (eine „Sättigung" erzielt) wird, sondern daß die Glykosidmedikation in Form einer stufenförmig ansteigenden Dosierung erfolgt (KRAUTWALD, 1969). Je nach Krankheitssituation wird, auch unter Berücksichtigung einer evtl. vorangegangenen Glykosidzufuhr unbekannten Ausmaßes, anfangs nur ein angemessen erscheinender Prozentsatz der Vollwirkdosis verabreicht, so daß die Glykosidwirkdosishöhe (der sog. „Wirkspiegel") zunächst nur auf eine Wirkdosisstufe von z.B. 60% oder 80% der Vollwirkdosis gebracht wird. Dabei dient die für den einzelnen Kranken nur einen fiktiven Wert darstellende Vollwirkdosis in Milligramm lediglich als ein orientierender Bezugswert. Das bietet u.a. den Vorteil, daß die Frage nach dem absolut gültigen Wert der mittleren Vollwirkdosis eines Glykosids an Bedeutung verliert, da es nur darauf ankommt, für den einzelnen Kranken den adäquaten Glykosidbedarf festzustellen.

---

[4] Über den Wert einer Kontrolle der Serumglykosidkonzentration mittels Radioimmunoassay s. Abschnitt 24.8.3.5.

Feststellung des individuellen Bedarfs

Ist im Rahmen einer stufenförmig erfolgenden Dosissteigerung eine erwünschte Wirkdosishöhe erreicht, so wird diese durch die tägliche Zufuhr der entsprechenden Erhaltungsdosis (ED) für einige Tage aufrecht erhalten, um aufgrund klinischer Wirkungskriterien oder mit indirekten oder invasiven Meßmethoden entscheiden zu können, ob die Glykosidwirkung bereits als optimal anzusehen ist oder durch eine Steigerung auf einen höheren Prozentsatz der Vollwirkdosis verbessert werden sollte, und um sich zu vergewissern, daß keine unerwünschten Wirkungen durch diese bisher erreichte Wirkdosis hervorgerufen wurden (s. auch Abb. 24.29).

Vorteile einer stufenförmigen Steigerung der Wirkdosishöhe. Eine stufenförmige Steigerung der Wirkdosishöhe und die Einschaltung einer mehrtägigen Beobachtungspause, während welcher eine gleichbleibende Wirkdosishöhe beibehalten wird, bietet den Vorteil:
– den individuellen Bedarf eines Herzens an Glykosiden testen zu können,
– evtl. auftretende Nebenwirkungen infolge gesteigerter Glykosidempfindlichkeit leichter rechtzeitig zu erkennen, und damit jegliche Glykosidtherapie wirksam und für den Kranken risikolos zu gestalten, und ferner
– die Glykosidmedikation auch numerisch besser zu übersehen.

Die Kenntnis der Wirkdosishöhe erleichtert u. a. die Entscheidung, ob z. B. Übelkeit oder Brechreiz bei vorhandener Herzinsuffizienz wahrscheinlich als noch nicht genügend beseitigte Stauungszeichen infolge einer unterschwelligen Glykosidmedikation aufzufassen sind oder als Folge einer Dosierung, welche sich an der Grenze des toxischen Bereichs befindet.

Eine auch numerische Übersicht trägt weiterhin dazu bei, sich darüber zu informieren, ob eine Glykosidmedikation überhaupt effektiv zu sein verspricht. Eine Wirkdosishöhe, welche unterhalb von 25 % der Vollwirkdosis liegt, ist erfahrungsgemäß hinsichtlich ihrer Wirksamkeit klinisch überhaupt nicht beurteilbar.

Schnelle oder langsame Akkumulation der Herzglykoside. Wie für die bisherigen konventionellen Therapieempfehlungen spielt auch bei der individuellen Dosierung die Geschwindigkeit, mit der die Glykoside akkumuliert werden, um eine bestimmte Wirkdosishöhe zu erreichen, eine Rolle. Auch hierin erweist sich die ärztliche Erfahrung als maßgebend für die Wahl des Zeitraumes, innerhalb dessen die adäquat erscheinende Wirkdosisstufe erreicht werden soll.
Die „rapid digitalization" kommt nur in Ausnahmefällen in Frage, da die Zufuhr der Vollwirkdosis innerhalb 24 Std mit einem zu hohen Risiko für den Patienten verbunden ist. Der Zeitraum, innerhalb dessen eine bestimmte Wirkdosishöhe zweckmäßigerweise zu applizieren ist, hängt weitgehend von der Dringlichkeit ab, mit welcher eine therapeutische Hilfe erforderlich ist, um eine schwere Herzinsuffizienz rekompensieren zu können. Nur in Ausnahmefällen extrem schwerer Herzinsuffizienz und nur, wenn keine erhöhte Glykosidempfindlichkeit anzunehmen ist, sollte die Vollwirkdosis allenfalls schon innerhalb eines Zeitraumes von 48 Std appliziert werden. Die Dringlichkeit, möglichst schnell eine volle Wirkung der Herzglykoside erzielen zu sollen, wird meist überbewertet. Auch erhebliche Ödeme stellen, sofern nicht eine schwere mechanische Atembehinderung durch Höhlenergüsse besteht, keine Indikation dar, innerhalb nur weniger Tage die volle Wirkdosis zu verabreichen.

Tabelle 24.5a. Dosierungen von Digitoxin in Abhängigkeit von der Zeitdauer zur Erreichung verschiedener Wirkdosen in Prozent der Vollwirkdosis (VWD). Bei i. v. Applikation entspricht 1 ml = 0,25 mg

Nach 3tägiger Gabe

Tag	ca. 40 %			ca. 60 %			ca. 80 %			ca. 100 %		
	mg	Tabl. à 0,1 mg	ml i. v.	mg	Tabl. à 0,1 mg	ml i. v.	mg	Tabl. à 0,1 mg	ml i. v.	mg	Tabl. à 0,1 mg	ml i. v.
1.	0,4	4	1,6	0,6	6	2,4	0,8	8	3,2	1,0	10	4,0
2.	0,4	4	1,6	0,6	6	2,4	0,8	8	3,2	0,7	7	2,8
3.	0,15	1 1/2	0,6	0,2	2	0,8	0,2	2	0,8	0,5	5	2,0
4. *(Erhaltungsdosis)*	*0,05*	*1/2*	*0,2*	*0,1*	*1*	*0,4*	*0,125*	*1 1/4*	*0,5*	*0,15*	*1 1/2*	*0,6*

Nach 5tägiger Gabe

Tag	ca. 40 %			ca. 60 %			ca. 80 %			ca. 100 %		
	mg	Tabl. à 0,1 mg	ml i. v.	mg	Tabl. à 0,1 mg	ml i. v.	mg	Tabl. à 0,1 mg	ml i. v.	mg	Tabl. à 0,1 mg	ml i. v.
1.	0,4	4	1,6	0,6	6	2,4	0,8	8	3,2	0,8	8	3,2
2.	0,2	2	0,8	0,3	3	1,2	0,6	6	2,4	0,6	6	2,4
3.	0,15	1 1/2	0,6	0,25	2 1/2	1,0	0,3	3	1,2	0,4	4	1,6
4.	0,15	1 1/2	0,6	0,2	2	0,8	0,2	2	0,8	0,3	3	1,2
5.	0,125	1 1/4	0,5	0,2	2	0,8	0,15	1 1/2	0,6	0,3	3	1,2
6. *(Erhaltungsdosis)*	*0,05*	*1/2*	*0,2*	*0,1*	*1*	*0,4*	*0,125*	*1 1/4*	*0,5*	*0,15*	*1 1/2*	*0,6*

Tabelle 24.5b. Dosierung von Digitoxin bei Übergang auf eine höhere bzw. niedrigere Wirkdosis (Angaben jeweils in Prozent der Vollwirkdosis). WD = Wirkdosis in % VWD; VWD = Vollwirkdosis; ED = Erhaltungsdosis; Digitoxin Tab. à 0,1 mg; 1 Amp. à 1 ml = 0,25 mg

Steigerung		24 h nach letzter ED, Gabe für 1 Tag			weiterhin tägliche ED		
von [%]	auf [%]	mg	Tbl. (n)	ml	mg	Tbl. (n)	ml
40	60	0,4	4	1,6	0,1	1	0,4
60	80	0,5	5	2,0	0,125	1 1/4	0,5
80	100	0,5	5	2,0	0,15	1 1/2	0,6
100	120	0,5	5	2,0	0,2*	2*	0,8*

* im Wechsel 0,15 mg bzw. 1 1/2 Tabl. bzw. 0,6 ml

Senkung		24 h nach letzter ED, Aussetzen der Medikation [Tage]	tägliche ED		
von [%]	auf [%]		mg	Tbl.	ml (n)
60	40	4	0,05	1/2	0,2
80	60	4	0,1	1	0,4
80	40	8	0,05	1/2	0,2
100	80	3	0,125	1 1/4	0,5
100	60	7	0,1	1	0,4
100	40	11	0,05	1/2	0,2
120	100	2	0,15	1 1/2	0,6
120	80	6	0,125	1 1/4	0,5
120	60	10	0,1	1	0,4

Im Interesse auch einer besseren Beurteilung der Reaktion auf die verabreichte Herzglykosiddosis, welche meistens erst nach 24 Std möglich ist, empfiehlt es sich also, selbst in schweren Fällen von Herzinsuffizienz die Akkumulation der Glykoside eher langsam vorzunehmen. Wenn nicht eine extrem schwere Herzinsuffizienz vorliegt, ist für die Akkumulation zur Erreichung einer Wirkdosisstufe von 60% oder 80% ein Zeitraum von 5 Tagen als ausreichend zu bezeichnen.

24.8.5.2 Zur Praxis der individuellen Dosierung

Dosierungsempfehlungen für einzelne Wirkdosisstufen. Um dem behandelnden Arzt zeitraubende und nicht zumutbare Dosisberechnungen abzunehmen, sind von KRAUTWALD (1969) für die am häufigsten verwendeten Herzglykoside Dosierungsempfehlungen für verschieden hohe Wirkdosisstufen angegeben worden. Als Beispiele sind hier (Tabellen 24.5a u. b, sowie 24.6a u. b) nur die Dosierungen für Digitoxin und β-Methyldigoxin sowie Diagramme für Strophanthindosierungen (Abb. 24.30, 24.31 u. 24.32) wiedergegeben.

Die Dosisangaben für die erforderliche Glykosidtagesdosis in Milligramm beziehen sich auf 4 verschiedene Wirkdosisstufen, und zwar auf 40%, 60%, 80% und 100% der Vollwirkdosis, welche jeweils innerhalb von 5 Tagen (mittelschnell) zu erreichen ist.

Für Herzglykoside mit fast vollständiger enteraler Resorption, wie für Digitoxin und β-Methyldigoxin, ist die Dosierung für die orale und i. v. Applikation identisch.

In der Regel wird für Patienten mit Herzinsuffizienz und klinisch nachweisbaren Stauungszeichen als anfängliche Wirkdosisstufe eine 60- oder 80%ige Wirkdosis der Vollwirkdosis in Frage kommen, welche innerhalb von 5 Tagen erreicht sein sollte. Bei einer weiteren täglichen Zufuhr der für diese Wirkdosisstufe geltenden Erhaltungsdosis ist nach 3 oder mehreren Tagen aufgrund klinischer Kriterien eine Entscheidung zu treffen, ob diese Wirkdosisstufe beizubehalten, zu steigern oder zu reduzieren ist.

Bei schweren Formen der Herzinsuffizienz und der Notwendigkeit einer dringlichen Therapie ist bereits mit einer 100%igen Wirkdosis und einer Akkumulationszeit von 5 Tagen zu beginnen.

Eine bereits zu Behandlungsbeginn, innerhalb von 3 Tagen, zu verabreichende Vollwirkdosis sollte nur für Fälle mit schwerster Insuffizienz und aus vitaler Indikation verabreicht werden, weil mit der Zufuhr einer 100%igen Vollwirkdosis innerhalb kurzer Zeit stets ein Risiko verbunden ist.

Für einige Kranke ist evtl. eine Dosierung erforderlich, welche die 100%ige Vollwirkdosis überschreitet. Eine Wirkdosisstufe oberhalb der Vollwirkdosis sollte jedoch stets nur stufenförmig von einer 80%igen über eine 100%ige erreicht werden. Für das Hauptkontingent der Patienten mit einer Kontraktionsschwäche des Herzmuskels ohne klinisch manifeste Insuffizienzzeichen empfiehlt sich innerhalb von 5 Tagen eine Wirkdosisstufe von 40% zu erreichen und diese durch die entsprechende tägliche Erhaltungsdosis für mehrere Tage aufrechtzuerhalten, um erst nach dieser Beobachtungsphase die Wirkdosisstufe evtl. auf 60% zu erhöhen. Eine anfäng-

Tabelle 24.6a. Dosierungen von β-Methyldigoxin in Abhängigkeit von der Zeitdauer zur Erreichung verschiedener Wirkdosen in Prozent der Vollwirkdosis (VWD). Bei i.v. Anwendung 1 Amp. à 2 ml = 0,2 mg

Nach 5 Tagen

	ca. 40%			ca. 60%			ca. 80%			ca. 100%		
Tag	mg	Tabl. à 0,1 mg	ml i. v.	mg	Tabl. à 0,1 mg	ml i. v.	mg	Tabl. à 0,1 mg	ml i. v.	mg	Tabl. à 0,1 mg	ml i. v.
1.	0,3	3	3	0,4	4	4	0,4	4	4	0,5	5	5
2.	0,3	3	3	0,3	3	3	0,4	4	4	0,5	5	5
3.	0,2	2	2	0,3	3	3	0,4	4	4	0,5	5	5
4.	0,2	2	2	0,3	3	3	0,4	4	4	0,5	5	5
5.	0,2	2	2	0,3	3	3	0,4	4	4	0,5	5	5
6. (Erhaltungsdosis)	0,15	1 1/2	1 1/2	0,2	2	2	0,3	3	3	0,35	3 1/2	3 1/2

Tabelle 24.6b. Dosierung von β-Methyldigoxin bei Übergang auf eine höhere bzw. niedrigere Wirkdosis (Angaben jeweils in Prozent der Vollwirkdosis). WD = Wirkdosis in % VWD; VWD = Vollwirkdosis; ED = Erhaltungsdosis

Steigerung		24 h nach letzter ED Gabe für 1 Tag	weiterhin tägliche ED
von [%]	auf [%]	mg	mg
40	60	0,45[a]	0,20
60	80	0,60[b]	0,30
80	100	0,60[b]	0,35
100	120	0,70[c]	0,4

[a] bzw. je 0,35 mg an zwei aufeinanderfolgenden Tagen
[b] bzw. je 0,4 mg an zwei aufeinanderfolgenden Tagen
[c] bzw. je 0,5 mg an zwei aufeinanderfolgenden Tagen

Senkung		24 h nach letzter ED, Aussetzen der Medikation	weiterhin tägliche ED
von [%]	auf [%]	[Tage]	mg
60	40	1	0,15
80	60	1	0,20
100	80	1	0,30
100	60	2	0,20
120	100	1	0,35
120	80	2	0,30

liche Wirkdosisstufe von nur ca. 40 oder 60 % der Vollwirkdosis sollte auch für Kranke mit manifester Herzinsuffizienz gewählt werden, bei welchen mit einer erhöhten Glykosidempfindlichkeit zu rechnen ist.
Die Abb. 24.29 veranschaulicht eine Modifikation einer individuellen Glykosiddosierung nach dem Prinzip der stufenförmigen Dosissteigerung bezüglich der Schnelligkeit der Akkumulation eines Glykosids auf eine beabsichtigte initiale Wirkdosishöhe, der Dauer ihrer Beibehaltung und eines evtl. erforderlichen Übergangs auf eine höhere oder niedrigere Dosisstufe. Als Beispiel hierfür wurde β-Methyldigoxin gewählt, da es sich für die verschiedenen Indikationen zur Therapie der Herzinsuffizienz in vielfacher Hinsicht eignet.

Wie die Dosierung bei einem Übergang von einer Wirkdosisstufe zu einer nächsthöheren oder -tieferen zu erfolgen hat, ist aus den Tabellen 24.5a und b sowie 24.6a und b für das jeweilige Glykosid zu ersehen.

24.8.5.3 Dosierung von Strophanthin

Die Einzeldosis für Strophanthin beträgt in der Regel 0,25 mg.
Nach einer täglichen i.v. Zufuhr von 0,25 mg Strophanthin ist nach der Injektion am 6. Behandlungstage eine Wirkdosis von ca. 100 % der Wirkdosis erreicht. Vom 6. Tage ab bewirken tägliche Injektionen von 0,25 mg keine weitere Akkumulation. Abb. 24.30a–c veranschaulicht einige Dosierungsmodifikationen für Strophanthin.
Aus Abb. 24.30c ist die relativ geringe Wirkdosishöhe nach einer täglichen einmaligen i.v. Injektion von 0,125 mg zu ersehen; vom 6. Tage ab erzielt diese Dosis eine Wirkdosis von ca. nur 50 % der Vollwirkdosis, welche innerhalb von 24 Std auf eine solche von 30 % der Vollwirkdosis abfällt. Werden täglich 2mal 0,125 mg in 12stündigem Abstand injiziert (Abb. 24.31), so sind die Tagesschwankungen der Wirkdosishöhe geringer als diejenigen nach einer einmaligen Gabe von 0,25 mg; die Begrenzung der Akkumulation erfolgt bei dieser Darreichungsform am 10. Tage.
Abb. 24.32 soll darauf hinweisen, welche Wirkdosishöhe nach mehrmaligen Injektionen von je 0,25 mg innerhalb weniger Tage bereits erreicht wird. Eine mehrmalige Gabe von je 0,25 mg Strophanthin täglich ist daher nur für besondere Indikationen und nur innerhalb eines Zeitraumes von 24–48 Std statthaft.
Einen Dosierungsmodus für Strophanthin zur Behandlung z.B. einer paroxysmalen Vorhoftachykardie lediglich für die Dauer eines Tages zeigen als Beispiel Abb. 24.30b (Dosis nur des 1. Tages) bzw. Abb. 24.32a.
Aus Abb. 24.32c ist ersichtlich, daß bereits nach 2 Tagen einer täglich zweimaligen Injektion von je 0,25 mg eine Wirkdosishöhe von ca. 120 % erreicht ist.
Eine weitere tägliche 2malige i.v. Zufuhr von jeweils 0,25 mg würde vom 10. Behandlungstage ab (Tabelle 24.8) eine Begrenzung der Akkumulation erst bei einer Wirkdosishöhe von ca. 207 % der Vollwirkdosis, also im fakultativ toxischen Bereich, zur Folge haben.

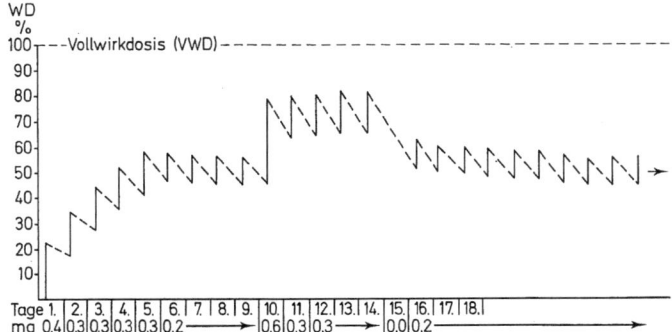

Abb. 24.29. Beispiel für die Dosierung von β-Methyldigoxin zur Feststellung der individuellen Vollwirkdosis

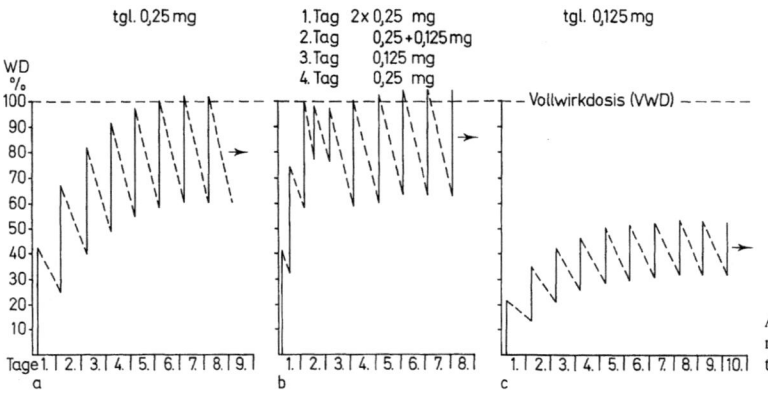

Abb. 24.30 a–c. Wirkdosishöhe nach verschiedener Strophanthindosierung

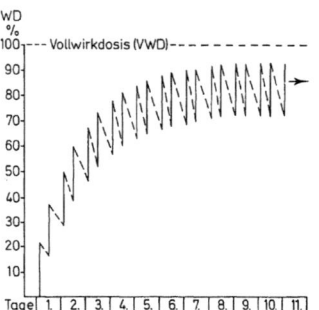

Abb. 24.31. Wirkdosishöhe von Strophanthin nach tgl. zweimaliger Injektion von je 0,125 mg

24.8.5.4 Dosierung nach Konfektionseinheiten und Beendigung der Akkumulation

Im Hinblick auf eine zu keiner Verwechslung Anlaß gebende Verordnung von Glykosiden wird nicht selten nach Konfektionseinheiten dosiert und vom Behandlungsbeginn an eine täglich gleichbleibende Anzahl von Tabletten verordnet. Dieser Darreichungsmodus kommt infrage bei der ambulanten Behandlung älterer Patienten, welche nicht kurzfristig genug kontrolliert werden können und bei denen die Akkumulation des Herzglykosids sich über einen längeren Zeitraum erstrecken kann, da nur eine Kontraktionsschwäche des Herzens bzw. nur eine Belastungsinsuffizienz geringen Grades vorliegt. Unbedingt erforderlich ist jedoch bei der Verordnung einer vom Behandlungsbeginn an täglich gleichbleibenden Glykosiddosis eine Orientierung darüber, wann und bei welcher Wirkdosishöhe eine Selbstbegrenzung der Akkumulation, d. h. ein Gleichbleiben einer erzielten Wirkdosishöhe bei Fortführung der Medikation in gleicher Dosis, stattfindet. Eine solche tritt ein, wenn der innerhalb von 24 Std erfolgende Wirkungsverlust des im Organismus vorhandenen Glykosids derjenigen Glykosidmenge entspricht, welche täglich neu zugeführt wird.

Die Menge des in einer Konfektionseinheit (Tabl. oder Amp.) enthaltenen Herzglykosids weicht für die verschiedenen Glykoside z. T. voneinander ab. Auch die Abkling- und Resorptionsquote der verschiedenen Glykoside differieren z. T. voneinander. Daher unterscheiden sich nach Einnahme einer von Behandlungsbeginn an gleichbleibenden täglichen Zu-

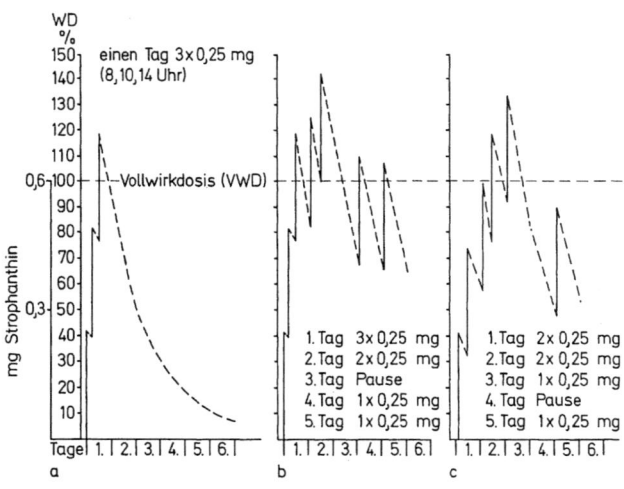

Abb. 24.32 a–c. Wirkdosishöhe von Strophanthin nach verschieden hohem Dosierungsbeginn

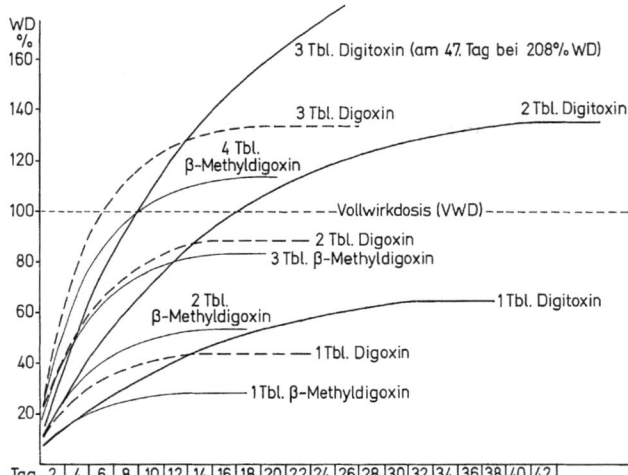

Abb. 24.33. Wirkdosishöhe und Beendigung der Akkumulation nach gleichbleibender Einnahme von täglich n Tabletten β-Methyldigoxin à 0,1 mg, Digoxin à 0,25 mg, Digitoxin à 0,1 mg

fuhr einer bestimmten Anzahl von Konfektionseinheiten die einzelnen Glykoside z. T. erheblich hinsichtlich des Zeitpunkts und der Höhe der erreichten Wirkdosis, bei welcher eine Selbstbegrenzung der Akkumulation des betreffenden Glykosids erfolgt.
Wenn die täglich zugeführte Glykosiddosis die Erhaltungsdosis der Vollwirkdosis des entsprechenden Glykosids nicht übersteigt, geschieht dies im therapeutischen Bereich; ist die täglich gleichbleibende zugeführte Glykosidgabe aber höher als die Erhaltungsdosis der mittleren Vollwirkdosis, so erfolgt die Selbstbegrenzung der Kumulation erst z. T. weit im toxischen Bereich. Abb. 24.33 und Tabelle 24.7 lassen erkennen, von welchem Zeitpunkt ab und bei welcher Wirkdosishöhe die tägliche Einnahme einer gleichbleibenden Anzahl von Tabletten keine weitere Akkumulation mehr zur Folge hat. Weiter ist ersichtlich, welche Unterschiede nach Einnahme einer gleichen Anzahl von Tabletten verschiedener Glykoside hinsichtlich Zeitpunkt und Höhe der erzielten Wirkdosis bestehen. Nach täglicher Gabe von 1 Tbl. Lanatosid C z. B. wird zu keinem Zeitpunkt eine therapeutisch effektive Wirkdosisstufe erreicht. Eine tägliche Gabe von 1 Tbl. β-Methyldigoxin erzielt vom 11. Behandlungstage ab eine gleichbleibende Wirkdosis von 28 % der Vollwirkdosis; das bedeutet, daß bei Nierengesunden damit nur die untere Grenze einer beurteilbaren Glykosidwirkung erreicht wird. Die Notwendigkeit, sich unbedingt darüber zu informieren, bei welcher Wirkdosishöhe eine Beendigung der Akkumulation stattfindet, ist aus Abb. 24.33 am Beispiel des Vergleichs einer täglichen Gabe von 3 Tbl. β-Methyldigoxin à 0,1 mg mit einer täglichen Gabe von 3 Tbl. Digoxin à 0,25 mg ersichtlich. Die tägliche Einnahme von 3 Tbl. β-Methyldigoxin führt am 16. Behandlungstage bei einer Wirkdosis von 83 % der Vollwirkdosis zur Beendigung der Akkumulation, während nach täglicher Gabe von 3 Tbl. Digoxin à 0,25mg vom 18. Tage ab die Akkumulation bei einer Wirkdosishöhe von 133 % der Vollwirkdosis keine Steigerung mehr erfährt.

Tabelle 24.7. Selbstbegrenzung der Akkumulation nach täglich gleichbleibender Einnahme von n Tabellen (oder Drg.) verschiedener Herzglykoside. Bei den hier angegebenen Werten sowie bei den graphischen Darstellungen der Abb. 24.33, 24.34 und 24.35 für die erreichte Wirkdosis (in Prozent zur zugrundegelegten Vollwirkdosis) handelt es sich um die Tagesspitzenwerte ohne gleichzeitige Angabe der Werte des jeweils innerhalb von 24 Std erfolgten Wirkungsverlustes

	tägl. Einnahme von n Tbl.	erreichte WD [in % der VWD]	am n. Behandlungstage
Digitoxin Tbl. à 0,1 mg	1	65	31.
	2	136	40.
	3	208	47.
	4	280	49.
Digoxin Tbl. à 0,25 mg	1	43	13.
	2	88	15.
	3	133	18.
	4	183	19.
β-Methyldigoxin Tbl. à 0,1 mg	1	28	11.
	2	53	14.
	3	83	16.
	4	113	17.
	5	143	18.
Acetyldigoxin Tbl. à 0,2 mg	1	38	13.
	2	78	16.
	3	118	18.
	4	158	19.
Lanatosid C Drg. à 0,25 mg	1	18	9.
	2	43	13.
	3	63	15.
	4	88	16.
	5	108	17.

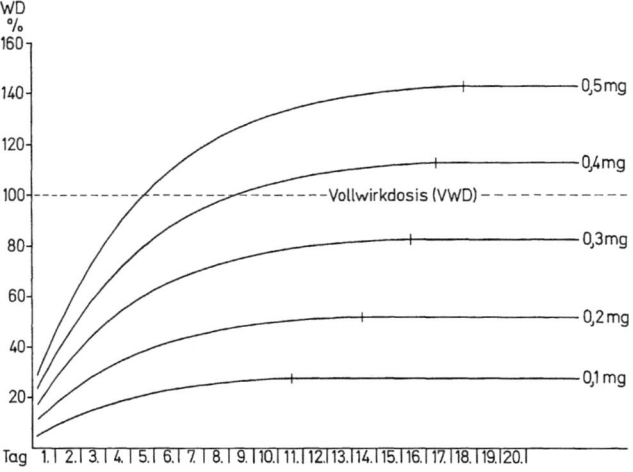

Abb. 24.34. Wirkdosishöhe [in % der VWD] von β-Methyldigoxin nach täglicher Gabe in Abhängigkeit von Dosierung und Zeitdauer

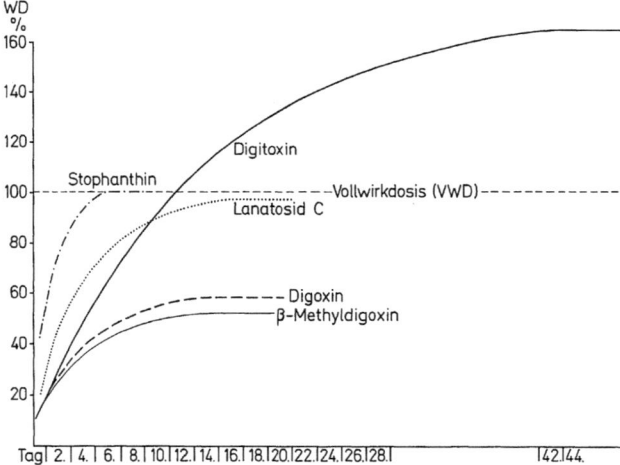

Abb. 24.35. Wirkdosishöhe (WD in % der VWD) und Beendigung der Akkumulation nach gleichbleibender Injektion von täglich 1 Ampulle Strophanthin à 0,25 mg, Lanatosid C à 0,40 mg, β-Methyldigoxin à 0,20 mg, Digoxin à 0,25 mg und Digitoxin à 0,25 mg

Abb. 24.34 veranschaulicht, wann und bei welcher Wirkdosishöhe nach Gabe einer täglich gleichbleibenden Anzahl von n Tbl. β-Methyldigoxin à 0,1 mg keine weitere Akkumulation mehr erfolgt. Entsprechende Unterschiede bzgl. des Zeitpunktes und der Höhe der erreichten Wirkdosishöhe nach einer täglich gleichbleibenden parenteralen Zufuhr des Inhalts einer bzw. mehrerer Ampullen sind aus Abb. 24.35 bzw. Tabelle 24.8 ersichtlich.
Nach einer täglich gleichbleibenden Injektion einer Amp. jeweils von Digoxin, β-Methyldigoxin, Lanatosid C oder Strophanthin erfolgt die Beendigung der Akkumulation im therapeutischen Bereich, und zwar mit einer ca. 100 %igen Vollwirkdosis bei Strophanthin am 6. bzw. mit Lanatosid C am 17. Behandlungstage.
Nach täglicher Injektion des Inhaltes von jeweils 1 Amp. Digoxin bzw. β-Methyldigoxin wird nur eine Wirkdosishöhe von 58 bzw. 53 %, und zwar erst in der 2. Behandlungswoche, erzielt. Mit der Wahl einer parenteralen Applikationsform von Herzglykosiden darf daher nicht ohne entsprechende numerische Kontrolle prinzipiell die Vorstellung einer besonders hochdosierten Glykosidmedikation verbunden werden.
Während eine täglich gleichbleibende Injektion von 2 Amp. Digoxin eine Wirkdosishöhe von 123 % am 18. Tage bzw. von zwei Amp. Lanatosid C von 198 % der Vollwirkdosis am 20. Tage bewirken, wird durch eine täglich gleichbleibende Injektion von zwei Amp. β-Methyldigoxin eine nur etwa 13 % über der 100 %igen Vollwirkdosis liegenden Wirkdosis am 17. Tage erreicht.

Die Betrachtung der Tabelle 24.8 soll u.a. davor warnen, bei Kranken mit Herzinsuffizienz und anfangs hohem Glykosidbedarf eine mit einer täglich 2- oder gar 3maligen Injektion je einer Ampulle begonnenen Darreichungsform ohne Kenntnis der erreichten Wirkdosishöhe über eine Woche hinaus fortzuführen.

Das gilt besonders für Digitoxin, welches nach 2- oder 3maliger täglicher Injektion bereits am 5. bzw. 3. Tage die 100 %ige Wirkdosis überschreitet und erst weit jenseits von über 300 %

Tabelle 24.8. Erreichte Wirkdosishöhe nach täglicher Injektion einer gleichen Anzahl von n Ampullen verschiedener Herzglykoside

Herzglykosid	tgl. Injektion des Inhaltes von n Ampullen	Begrenzung der Akkumulation bei WD [in % der VWD]	am n. Tag	Überschreiten der 100%igen VWD am n. Tag	Überschreiten der 200%igen VWD am n. Tag	Überschreiten der 300%igen VWD am n. Tag
Digitoxin Amp. à 0,25 mg	1 2 3	165	43. 5. 3.	13.	— 12. 7.	— 27. 12.
Digoxin Amp. à 0.25 mg	1 2 3	58 123 183	14. 18. 19.	— 8. 4.	— — —	— — —
β-Methyldigoxin Amp. à 0,20 mg	1 2 3	53 113 168	14. 17. 19.	— 10. 5.	— — —	— — —
Lanatosid C Amp. à 0,40 mg	1 2 3	98 198 300	17. 20. 22.	— 4. 2.	— — 5.	— — —
Strophanthin Amp. à 0,25 mg	1 2 3	100 207 312	6. 10. 11.	— 2. 1.	— 8. 3.	— — 6.

im hochtoxischen Bereich zu einer Begrenzung der Akkumulation führt.
Strophanthin führt bei 2maliger täglicher i. v. Injektion von je 1 Amp. à 0,25 mg bei einer Wirkdosishöhe von ca. 207 % zu einem Akkumulationsstopp am 10. Behandlungstage.

24.8.5.5 Dosierung bei Austausch von Herzglykosiden oder Wechsel der Applikationsform

Jeder Wechsel auf ein anderes Herzglykosid bedarf einer sorgfältigen Beachtung einer möglichst gleichbleibenden Wirkdosishöhe, welche erfahrungsgemäß durch jeden Austausch eines Herzglykosids gegen ein anderes gefährdet wird, wenn bei unterschiedlicher Abklingquote zweier Glykoside ein Austausch ohne Dosisberechnung erfolgt.
Auch eine Änderung der Applikationsform — von einer i. v. zur oralen Medikation und umgekehrt — eines Glykosides, welches enteral nicht annähernd vollständig resorbiert wird, erfordert die Berücksichtigung einer gleichbleibenden Dosierung.

Tabelle 24.9. Dosierung bei Wechsel von Strophanthin i.v. (ca. 100 % der Vollwirkdosis) zu β-Methyldigoxin (in mg). Tagesdosis oberhalb 0,3 mg fraktioniert zu verabreichen

Tage	Prozentsatz der Vollwirkdosis von β-Methyldigoxin		
	ca. 100 %	ca. 80 %	ca. 60 %
1.[a]	0,70	0,35	0,00
2.	0,55	0,50	0,40
3.	0,45	0,40	0,35
4.	0,45	0,35	0,30
5.	0,40	*0,30*[b]	0,25
6.	*0,35*[b]		0,25
7.			0,25
8.			*0,20*[b]

[a] 24 Std nach letzter Strophanthininjektion
[b] tägliche Erhaltungsdosis

Tabelle 24.10a. Dosierung bei Wechsel von Digitoxin mit *100%iger* Vollwirkdosis zu β-Methyldigoxin (in mg). Tagesdosis oberhalb 0,3 mg fraktioniert zu verabreichen

ca. 100%		ca. 80%		ca. 60%	
Tage	mg	Tage	mg	Tage	mg
1.[a]	0,10	1.–3.	0,00	1.–7.	0,00
2.–3.	0,15	4.–7.	0,10	8.	0,05
4.–8.	0,20	8.–11.	0,15	9.–14.	0,10
9.–14.	0,25	12.–18.	0,20	15.–27.	0,15
15.–30.	0,30	19.–33.	0,25	ab 28.	*0,20*[b]
ab 31.	*0,35*[b]	ab 34.	*0,30*[b]		

[a] 24 Std nach letzter Digitoxingabe
[b] tägliche Erhaltungsdosis

Tabelle 24.10b. Dosierung bei Wechsel von Digitoxin mit *80%* der Vollwirkdosis zu β-Methyldigoxin (in mg). Tagesdosis oberhalb 0,3 mg fraktioniert zu verabreichen

ca. 80%		ca. 60%	
Tage	mg	Tage	mg
1[a].–4.	0,10	1.–4.	0,00
5.–9.	0,15	5.	0,05
10.–15.	0,20	6.–11.	0,10
16.–32.	0,25	12.–27.	0,15
ab 33.	*0,30*[b]	ab 28.	*0,20*[b]

[a] 24 Std nach letzter Digitoxingabe
[b] tägliche Erhaltungsdosis

Zu Beginn einer Medikation mit Herzglykosiden empfiehlt es sich daher, wenn eine i. v. Applikation erforderlich ist, nach Möglichkeit ein solches zu wählen, welches parenteral und oral applizierbar und welches enteral auch weitgehend resorbierbar ist, so daß die Applikationsform gewechselt werden kann, ohne daß eine Dosisänderung zu erfolgen braucht. Diesen Vorteil bieten nur β-Methyldigoxin und Digitoxin.

Ist zu Beginn der Behandlung eine parenterale Applikation eines Glykosids indiziert, so bietet sich β-Methyldigoxin wegen seiner größeren Abklingquote und wegen seines schnelleren Wirkungsbeginnes als Digitoxin (s. Tabelle 24.4) und außerdem auch unter dem Aspekt eines erforderlich werdenden Wechsels auf die orale Verabreichung als ein besonders geeignetes Herzglykosid an. Da wegen der fast vollständigen enteralen Resorption von β-Methyldigoxin bei einem Wechsel der Darreichungsform kein Resorptionsverlust zu berücksichtigen ist, kann dieselbe Dosierung beibehalten werden, es sei denn, daß auf eine andere Wirkdosisstufe überzugehen beabsichtigt wird.

Erweist sich ein Austausch eines Herzglykosids gegen ein anderes bzw. ein Wechsel einer i. v. auf eine orale Medikation als notwendig und ist dabei eine unterschiedliche Resorption zu beachten, so empfiehlt sich, die erforderliche Umstellung in der Dosierung nicht nur aufgrund einer Schätzung, sondern unter Benutzung entsprechender berechneter Dosierungsempfehlungen vorzunehmen. Der nicht unerhebliche rechnerische Aufwand, welchen eine leidlich genaue Umstellung auf eine äquivalente Wirkdosishöhe erfordert, macht verständlich, daß er meistens unterbleibt. Daher sind als Beispiele für einen numerisch korrekten Austausch die Dosierungen für einen Wechsel von Strophanthin auf β-Methyldigoxin (Tabelle 24.9) und von Digitoxin auf β-Methyldigoxin (Tabelle 24.10a und b) angegeben.

Bei einem Wechsel einer 100%igen Wirkdosis von z. B. Strophanthin auf eine ebenfalls 100%ige Wirkdosis eines oral applizierbaren Glykosids sollten auch die unterschiedlichen Abklingquoten in Betracht gezogen werden. Strophanthin mit seiner größeren Abklingquote führt nach einer kurzdauernden Spitze seiner Wirkdosishöhe von 100% innerhalb von 24 Std zu einer niedrigeren Wirkdosis als z. B. Digitoxin, welches innerhalb von 24 Std nur einen Wirkungsverlust von ca. 7% erfährt. Bei einem Austausch einer 100%igen Wirkdosis von Strophanthin gegen eine 100%ige für Digitoxin erfolgt *de facto* eine Erhöhung der bisherigen Wirkdosis um im Mittel 20%. Das mag u. a. dem Digitoxin den Ruf eingetragen haben, unverträglicher zu sein als Strophanthin.

24.8.5.6 Zur Dauer der Glykosidbehandlung

Patienten mit chronischer Herzmuskelinsuffizienz bedürfen in der Regel einer Langzeit- bzw. Dauerbehandlung mit Herzglykosiden, um den Zustand einer bestmöglichen Kompensation aufrecht zu erhalten. Die Medikation mit Herzglykosiden ist daher, worauf zahlreiche Kliniker und Kardiologen, besonders auch REINDELL et al. (1965) u. KÖNIG, K. et al. (1967) nachdrücklich hingewiesen haben, so lange fortzusetzen, wie die Ursachen der Herzinsuffizienz weiter bestehen.

Die Beendigung der Glykosidmedikation oder eine Reduktion der Glykosiddosis, sobald die Zeichen der Herzinsuffizienz beseitigt sind, ist ein häufiger Therapiefehler, welcher den therapeutischen Erfolg wieder zunichtemacht. Daher sollte auch von einer „Digitaliskur" nicht mehr gesprochen werden, da der Begriff der Kur eine zeitliche Begrenzung beinhaltet. „Korrekte Digitalisierung ist nicht eine Digitaliskur, sondern eine dauernde Digitalisbehandlung". Selbst nach einer mehrjährigen, z. T. jahrzehntelangen täglichen Zufuhr, z. B. von Digitoxin, in voll wirksamer Dosierung ist ein Nachlassen der spezifischen Glykosidwirkung oder eine Schädigung irgendwelcher Art nicht beobachtet worden.

Die Dauer einer Glykosidmedikation bei akuter Herzinsuffizienz hängt von der die Herzinsuffizienz verursachenden Grundkrankheit ab. Erst wenn nach probatorischem Absetzen des Herzglykosids keine Symptome oder Zeichen einer Herzmuskelschädigung mehr nachweisbar sind und die Rekonvaleszenz als beendigt anzusehen ist, sollte die Herzglykosidbehandlung beendigt werden. Das Ergebnis der Nachuntersuchung des Kranken entscheidet somit über die Beendigung oder Fortführung der Therapie mit Herzglykosiden. Die Dauer der Behandlung mit Herzglykosiden erfordert eine ebenso klare Indikationsstellung wie ihr Beginn.

24.8.6 Kontraindikationen der Herzglykoside

Es gibt keine Kontraindikation für die Verordnung von Herzglykosiden, wenn eine Indikation zu ihrer Anwendung besteht. Die Vergiftung mit Herzglykosiden aus suizidaler Absicht oder durch Dosierungsfehler als Kontraindikation für die Anwendung von Glykosiden zu bezeichnen, ist verbale Haarspalterei. Es ist selbstverständlich, eine Substanz, welche eine Intoxikation hervorruft, bis zur Beseitigung der Intoxikationserscheinungen nicht weiter zu geben und nur dann in geeigneter Dosierung fortzusetzen, wenn seine Anwendung indiziert ist.

Besteht eine Indikation zur Herzglykosidbehandlung, so stellt auch das evtl. Auftreten von Nebenwirkungen im Verlauf einer Glykosidmedikation keine absolute Kontraindikation dar für die Fortführung der Therapie mit Herzglykosiden. Erforderlich ist meistens nur eine Reduktion der täglichen Dosis. Allenfalls empfiehlt sich ein kurzfristiges Aussetzen und danach eine Weiterbehandlung in niedrigerer Dosierung.

Wenn eine Herzmuskelinsuffizienz vorliegt, stellen somit weder eine Bradykardie mäßigen Grades noch eine verlängerte AV-Überleitung, noch vereinzelt auftretende Extrasystolen eine Kontraindikation für die Anwendung von Herzglykosiden dar. Kommt es jedoch z. B. bei einer Bradyarrhythmia absoluta zu einer weiteren Frequenzsenkung nach Herzglykosiden, so ist bis zur Anlage eines Schrittmachers die Glykosiddosis zu reduzieren bzw. vorübergehend auszusetzen.

Dasselbe gilt für den AV-Block 3. Grades, sofern dieser nicht durch Herzglykoside verursacht ist. Die niedrige Kammerfrequenz beim Block 3. Grades darf nicht dazu führen, einem Patienten mit muskulärer Herzinsuffizienz Herzglykoside vorzuenthalten. Auch nach Anlage eines erforderlich werdenden Schrittmachers beim Block 3. Grades ist bei bestehender Herzinsuffizienz die Herzglykosidbehandlung fortzuführen (s. Abschnitt 25.6).

Erhöhte Vorsicht bei der Glykosidverordnung ist geboten bei:

Niereninsuffizienz,

Patienten im höheren Lebensalter (EWY et al., 1969, SCHIRMEISTER u. DECOT, 1971) infolge der physiologischen Verringerung der Kreatinin- und damit der Glykosidclearance (s. Abschnitt 24.8.3.4),

Myxoedemkranken (EICKENBUSCH et al., 1970) durch die Möglichkeit einer verzögerten Ausscheidung von Herzglykosiden,

erhöhter Empfindlichkeit gegenüber Herzglykosiden wie bei:

Myokarditis,
frischem Herzinfarkt,
Hypokalie,
Hypercalcämiesyndrom.

Besonders bei Kranken mit Niereninsuffizienz sollte bereits die Wahl des Herzglykosids besonders beachtet und die Dosierung im Hinblick auf den Grad der Ausscheidungsstörung berücksichtigt werden (s. Abschnitt 24.8.3.4).
Bei den genannten Krankheitszuständen bedarf die Therapie mit Herzglykosiden einer besonders sorgfältigen klinischen, elektrokardiographischen und Elektrolytkontrolle bzw. auch einer orientierenden Bestimmung der Glykosidserumkonzentration mittels Radioimmunoassay (s. Abschnitt 24.8.3.5).

Eine annähernd genaue Kenntnis der im Organismus vorhandenen Glykosiddosis erleichtert in Ergänzung zur Krankenbeobachtung die Durchführung der Glykosidtherapie, welche individuell in eher niedriger und mehrfach fraktionierter Dosis und mit relativ leicht steuerbaren Herzglykosiden durchzuführen ist.

Als kontraindizierte therapeutische Maßnahmen während einer Glykosidtherapie gelten parenterale Calciumsalzgaben, ferner parenterale oder intrakardiale Adrenalin- oder Noradrenalininjektionen.
Herzglykoside fördern in hoher Dosierung die Automatotropie der Herzmuskelzellen, eine Eigenschaft, welche auch Adrenalin und Noradrenalin besitzen. Bei gleichzeitiger Medikation beider Pharmaca addiert sich die gesteigerte Neigung zur Automatotropie, so daß leicht Kammerflimmern ausgelöst werden kann.
Bei schwerer Herzinsuffizienz sollte eine Reserpinmedikation sowie die Anwendung von Betareceptorenblockern möglichst vermieden werden; denn eine durch diese Pharmaca bewirkte Verringerung des kompensatorisch erhöhten Sympathicusantriebes des Herzens kann zu einer Verschlechterung der Herzinsuffizienz führen.
Als absolut kontraindiziert wird gelegentlich noch die Elektroschockbehandlung bei Patienten mit Vorhofflimmern bezeichnet, welche bis kurz zuvor Herzglykoside erhalten haben. Diese Auffassung scheint jedoch unbegründet, so daß bei anders nicht beeinflußbarem Vorhofflimmern eine Kardioversion nach Büchner durchaus gerechtfertigt ist, wenn eine Notsituation vorliegt. (Kardioversion bei Digitalisintoxikation (s. Abschnitt 24.8.7.4). Nach einer Kardioversion kann, wahrscheinlich infolge eines Kaliumverlustes, die Glykosidtoleranz für einige Tage vermindert sein (KLEIGER u. LOWN, 1966).

24.8.6.1 Therapierefraktäre Herzinsuffizienz und Glykosidresistenz

Sind Symptome und Zeichen einer Herzinsuffizienz durch Herzglykoside nicht oder nur unbefriedigend zu beseitigen, so bedürfen Diagnose und Therapie einer Revision, denn eine Glykosidresistenz einer herzmuskelbedingten Herzinsuffizienz ist selten.

Die Ursachen einer therapierefraktären Herzinsuffizienz können sein:
1. Die verordneten therapeutischen Maßnahmen werden nicht befolgt. Die Glykosidmedikation ist infolge einer unregelmäßigen Einnahme auf eine zu niedrige Wirkdosishöhe abgesunken oder die Einstellung war von vornherein auf eine nicht optimale individuelle Vollwirkdosis vorgenommen worden, z. B. bei höherem Glykosidbedarf, welcher das Überschreiten der Dosierung über die 100 %ige Vollwirkdosis unter einer besonders sorgfältigen Kontrolle erfordert.
2. Die Symptome und Zeichen einer vermeintlichen Herzinsuffizienz sind Folgen anderer Grundkrankheiten, wie respiratorische Insuffizienz, hormonale Erkrankungen wie Myxödem oder Hyperthyreose, Anämien, metabolische Störungen, vegetative Regulationsstörungen, Trainingsmangel u. a.
3. Die Zeichen einer Herzinsuffizienz sind Folgen einer nicht primär muskulär bedingten Herzinsuffizienz, sondern die Ursachen sind vorwiegend mechanischer Natur, wie bei Mitralklappenstenose, Herzanomalien, bei Stauungssymptomen vor dem rechten oder linken Ventrikel, die nicht durch eine Muskelinsuffizienz bedingt sind, z. B. Hydroperikard, Concretio pericardii, oder raumfordernde intrathorakale Prozesse.
4. Es handelt sich zwar um eine Herzmuskelinsuffizienz, welcher vorwiegend jedoch eine „Mangelinsuffizienz" zugrundeliegt (s. Abschnitt 24.8.4.1).
5. Die Herzmuskulatur ist morphologisch so schwer geschädigt oder eine Gefügedilatation des Herzens ist so ausgeprägt, daß eine faßbare Verbesserung der Pumpleistung durch Glykoside nicht mehr zu bewirken ist, so daß nur andere symptomatische Behandlungsmaßnahmen in Frage kommen (wie Salureticabehandlung, Natriumrestriktion, O_2-Behandlung u. a.).

24.8.7 Herzglykosidintoleranz und -intoxikation

Da die Herzglykosidtoleranz individuell verschieden ist und sich bei einem Patienten zeitweilig ändern kann, ist gelegentlich, vor allem bei nicht genügend sorgfältiger Beobachtung des Kranken, mit unerwünschten Nebenwirkungen der Glykosidmedikation zu rechnen. Die Ursache einer unterschiedlichen Verträglichkeit von Reinglykosiden liegt nicht an der Art des Herzglykosides, sondern hauptsächlich an einer nichtäquivalenten Dosierung.
Zur Vermeidung von Symptomen einer Glykosidunverträglichkeit und von Zeichen der Herzglykosidintoxikation ist entscheidend die Beachtung:
a) einer individuellen Dosierung, d. h. des individuellen Bedarfs an Glykosiden, unter Berücksichtigung einer evtl. Vorbehandlung mit Herzglykosiden,
b) der Nierenfunktion,

c) der Art und Schwere der zugrundeliegenden Herzmuskelschädigung — entzündliche und degenerative Schädigungen steigern die Empfindlichkeit des Myokards gegenüber Herzglykosiden —, und
d) einer evtl. vorhandenen Hypokalie bei Normokaliämie.
Die Symptome und Zeichen einer Glykosidintoleranz bzw. -intoxikation sind:
1. extrakardialer und/oder
2. kardialer Natur.
Es gibt keine typische Reihenfolge des Auftretens von Symptomen einer Herzglykosidüberdosierung. Extrakardiale und kardiale Symptome oder Zeichen können gleichzeitig oder nacheinander vorkommen.

24.8.7.1 Extrakardiale Symptome

Extrakardiale Symptome können auftreten als:
a) Gastrointestinale Störungen, wie Appetitlosigkeit, Übelkeit, Erbrechen, gehäufter Stuhlgang, gelegentliche Diarrhöen. Magen-Darm-Störungen sind zwar die häufigsten, aber nicht immer die als erste auftretenden extrakardialen Symptome. Es handelt sich bei ihnen nicht um den Ausdruck einer peripheren Vagusreizung im Bereich des Gastrointestinaltraktes, sondern um eine Glykosideinwirkung auf die Chemoreceptoren der Triggerzone und einer daraus resultierenden reflektorischen Wirkung auf das Brechzentrum; sie treten daher unabhängig von der oralen oder parenteralen Darreichung auf.
b) Neurotoxische Störungen, wie Parästhesien in den Extremitäten, Schwindelgefühl, Ohrensausen, Kopfschmerzen oder Neuralgien, gelegentlich auch Krämpfe,
c) Psychische Veränderungen (Stimmungslabilität, Unruhezustände, gelegentlich Delirien),
d) Störungen der Sehfunktion, wie gestörtes Farbsehen in Form von gelb-, grün-, blau-, rot-, braun-, punkt- oder fleckförmigen Wahrnehmungen, oder Störungen des Gesichtsfeldes, wie Auftreten von Skotomen, Doppelsehen u. a.

24.8.7.2 Kardiale Zeichen

Die kardialen Zeichen der Herzglykosidüberdosierung sind von weitaus ernsterer Bedeutung. Glykosidintoxikationen mit tödlichem Ausgang sind stets Folge von kardiotoxischen Wirkungen der Glykoside.
Da die Zeichen einer kardialen Glykosidintoleranz vom Patienten anfangs nicht wahrgenommen zu werden brauchen und extrakardiale Symptome fehlen können, sind während jeder Glykosidmedikation, besonders in der Initialphase der Behandlung, während der Akkumulation und nach Inkorporation der vollen Wirkdosis, Herzfrequenz und -rhythmus am zweckmäßigsten auch elektrokardiographisch zu kontrollieren.
Bei der *EKG-Beurteilung* im Zusammenhang mit einer Glykosidmedikation ist grundsätzlich zu beachten, daß:
- im Interesse einer richtigen Befundinterpretation stets vor Beginn einer Glykosidbehandlung ein EKG angefertigt werden sollte, da durch Herzglykoside verursachte Änderungen der Stromkurve formal nicht sicher zu unterscheiden sind von Veränderungen durch eine Reihe von Krankheitsursachen, wie Coronarinsuffizienz, entzündliche, toxische und andere Ursachen,
- im Zweifelsfalle von einer Glykosidmedikation für die Dauer von 8–10 Tagen, wenn irgendmöglich, Abstand zu nehmen ist, um nochmals ein EKG beurteilen zu können,
- aufgrund eines EKG-Befundes allein keine Indikation zur Anwendung von Glykosiden gestellt werden kann,
- EKG-Veränderungen, welche mit Sicherheit als glykosidbedingt anzusehen sind, keine Aussage über den quantitativen Bedarf an Glykosiden bzw. deren therapeutische Wirkung gestatten,
- Herzen mit noch weitgehend gesundem Myokard nach therapeutischen und auch nach toxischen Glykosidgaben weniger stark ausgeprägte EKG-Veränderungen aufweisen als Herzen mit vorgeschädigtem Myokard.

Zur Beurteilung der Zeichen einer kardialen Glykosidintoleranz bzw. einer beginnenden Glykosidintoxikation ist daher die Kenntnis der wichtigsten glykosidbedingten EKG-Veränderungen erforderlich.

24.8.7.3 Herzglykosidbedingte EKG-Veränderungen

Herzglykoside können die Erregbarkeit des Herzens sowie die Erregungsausbreitung und -rückbildung beeinflussen. Ihr Einfluß wirkt sich jedoch am gesunden und am kranken Herzen unterschiedlich aus.

Glykosidbedingte Veränderungen der Erregbarkeit des Herzens

Glykosidwirkungen auf die Erregbarkeit des gesunden Herzens.
Eine Frequenzsenkung des Herzens in Ruhe wird bei Gesunden durch therapeutische Dosen nicht beobachtet. Dagegen ließ sich eine frequenzsenkende Wirkung bei submaximaler Belastung nachweisen, ohne daß es jedoch zu einer Steigerung der maximalen Leistungsfähigkeit dadurch kommt.
Als Folge von Vergiftungen, z. B. bei Selbstmordversuchen, wurden hochgradige Sinusbradykardien von 25–30 Schlägen beobachtet, welche als sinuatriale Leitungsstörungen gedeutet werden (SPANG, 1957). Andererseits können toxische Gaben auch Sinustachykardien, supraventrikuläre Tachykardien, Vorhofflimmern und -flattern verursachen.

Glykosidwirkungen auf die Erregbarkeit des kranken Herzens.
Eine therapeutisch erwünschte Wirkung auf die Reizbildung bei insuffizienten Herzen ist die Beseitigung der Sinustachycardie. Sie ist bei Herzkranken um so ausgeprägter, je höher die Frequenz zu Beginn der Behandlung liegt.
Durch Glykosidgaben können bereits in therapeutischer Dosierung Rhythmusstörungen ausgelöst werden. Häufig kommt dem Glykosid dabei die Bedeutung eines Indicators zu, da der Typ bestimmter Rhythmusstörungen das Vorliegen von morphologischen Veränderungen schließen läßt (SPANG, 1957). Solche Herde erhöhen die Erregbarkeit des Muskels und werden in ihren pathologischen Auswirkungen durch Glykoside noch verstärkt (EDENS, 1941). Auf floride Herde können Herzglykoside schon in kleinen Dosen subtoxisch wirken.
Herzglykoside können Vorhofflimmern verursachen, wobei angenommen wird, daß ein schlechter Zustand des Myokards zum Auftreten dieser Störung disponiert. Das Entstehen von Vorhofflattern wird dagegen nur selten beobachtet.
Liegt eine gesteigerte Erregbarkeit im AV-Knoten oder auch im Hisschen Bündel vor, so können durch das Zusammenwir-

ken mit einer therapeutischen Glykosiddosis verschiedene Formen einer Interferenzdissoziation auftreten (SPANG, 1957). Das Zustandekommen eines reinen AV-Rhythmus ist selten.
Während einer Herzglykosidbehandlung können Kammerextrasystolen, seltener Vorhofextrasystolen, auftreten. Strukturelle Veränderungen des Herzmuskels scheinen die wesentliche Voraussetzung für eine Extrasystolie zu sein. Die Ursachen hierfür sind nicht immer sicher zu klären. Wahrscheinlich kommt einem Kaliummangel eine wesentliche Bedeutung zu.
Extrasystolen und gelegentlich eine für kurze Zeit auftretende Bigeminie können auch ohne sonstige Zeichen einer Überdosierung beobachtet werden. Die Extrasystolen sind meistens fest gekoppelt und in der Regel monotop. Eine frühzeitig auftretende und länger anhaltende Bigeminie, welche auf einen schlechten Funktionszustand des Myokards bzw. auf eine relative oder absolute Glykosidüberdosierung schließen läßt, erfordert eine besonders sorgfältige Kontrolle im Hinblick darauf, ob Herzglykoside weitergegeben werden dürfen.
Polytope Extrasystolen, die während einer Herzglykosidbehandlung auftreten, weisen auf erhebliche Strukturveränderungen des Myokards und damit auf eine relative oder absolute Herzglykosidüberdosierung hin.
Während einer Glykosidbehandlung auftretende, gehäufte salvenartige Kammerextrasystolen erfordern wegen der Gefahr des Überganges in ein Kammerflimmern unbedingt das Aussetzen der Glykosidbehandlung. Dasselbe gilt für Kammertachykardien, welche als Folge einer Herzglykosidintoxikation auftreten können.

Glykosidbedingte Veränderungen der Erregungsausbreitung und der Erregungsrückbildung.

Die Glykosidwirkung auf das gesunde Herz. Die Erregungsausbreitung in der Kammer wird beim gesunden Herzen durch therapeutische Glykosidgaben nicht meßbar beeinflußt. Unter therapeutischen Gaben von Herzglykosiden sind keine Veränderungen des QRS-Komplexes nachweisbar (SCHELLONG, 1936).
Durch therapeutische Glykosidgaben können die Kammererregungsdauer (QT) und die Form von ST und T leicht beeinflußt werden.
Herzglykoside bewirken ferner auch in therapeutischer Dosierung eine Änderung der Erregungsausbreitung in der AV-Leitung. Es kommt zu geringen PQ-Verlängerungen und bei vagotoner Ausgangslage evtl. auch zu Wenkebach'scher Periodenbildung. Andere Blockformen vom Typ II oder eine totale Blockbildung werden am gesunden Herzen durch therapeutische Glykosidgaben nicht verursacht.
Toxische Glykosidgaben können dagegen sämtliche Blockformen verursachen, welche nach Tagen oder Wochen wieder rückbildungsfähig sind.
Bei einem Drittel gesunder Personen[5] wurden nach therapeutischen Glykosidgaben folgende Veränderungen beobachtet:

---
[5] Eine Einschränkung erfährt die Bedeutung dieser Befunde insofern, als eine normale Herzleistung einer als gesund bezeichneten Person keine sichere Gewähr dafür bietet, daß nicht geringe strukturelle Herzveränderungen als Folge einer unbemerkt gebliebenen Vorschädigung bestehen.

a) eine Verkürzung der QT-Dauer. Sie ist nach SCHELLONG (1936) das konstanteste Frühzeichen einer Glykosidwirkung;
b) eine leichte Abflachung der T-Wellen und eine leicht muldenförmige Senkung der ST-Strecke, wobei der Abgang von ST gering unter die Nullinie verlagert werden kann. Vorher leicht gehobene ST-Strecken werden gesenkt;
c) völlige Abflachung der T-Wellen bei starker muldenförmiger Senkung der ST-Strecke oder präterminale Negativität bei absteigendem Verlauf der ST-Strecken.
Die Veränderungen von ST und T finden sich bei Gesunden durchweg am deutlichsten in V_4–V_6 (HOLZMANN, 1961). Sie sind in Abl. I und aVL am wenigsten ausgeprägt. Nach Absetzen des Glykosids bilden sich die Veränderungen entsprechend der Höhe des Wirkungsrestes in wenigen Tagen bis mehreren Wochen (z. B. nach Digitoxin) zurück.

Glykosidwirkungen auf die Erregungsausbreitung und -rückbildung des kranken Herzens. Veränderungen von QT, ST und T, wie sie bei Gesunden nach Glykosidgaben auftreten können, finden sich in verstärktem Ausmaß und weitaus häufiger bei Herzkranken. Bei pathologischem Linkstyp kann es neben der Senkung von ST in Abl. I und II zu einer verstärkten Hebung von ST in Abl. III und zu einer Hebung von ST über dem rechten Präkordium kommen. Eine Verwechslung mit einer Ischämiereaktion ist dadurch möglich. Als Folge einer besonderen Schädigung eines Ventrikels kann auch ein stark präterminal negatives T in Abl. II und III auftreten.

Glykoside können bei hypertrophierten und geschädigten Herzen auch eine zusätzliche Störung der Erregungsausbreitung herbeiführen. Dadurch treten im Verlauf der Therapie Veränderungen der QRS-Gruppen auf („Halbseiteneffekt", WINTERNITZ, 1932), so daß eine Links- oder Rechtsverspätungskurve verstärkt in Erscheinung tritt. Diese zusätzliche Erregungsverspätung verschwindet nach Absetzen des Glykosids entsprechend seiner Abklingquote nach mehreren Tagen (HOLZMANN, 1961). Bei einer Schädigung im oberen Bereich des Reizleitungssystems tritt eine Hemmung der AV-Leitung durch Glykoside verstärkt in Erscheinung (PQ-Verlängerung, Wenkebachsche Periodenbildung u. a.). Einen totalen AV-Block findet man im Verlauf einer Glykosidbehandlung nur selten. Bei Vorhofflimmern kann bei morphologisch schwer verändertem Myokard eine stärkere Hemmung bis zur vollständigen Blockierung der Flimmerimpulse beobachtet werden, so daß ein langsamer Ersatzrhythmus einsetzen kann. Für den behandelnden Arzt ist die Kenntnis besonders derjenigen Veränderungen im EKG von Bedeutung, welche eine Reduktion der Dosis bzw. eine zeitweilige Unterbrechung der Glykosidbehandlung erfordern.
Eine Verlängerung der PQ-Zeit etwa bis 0,24 sec und/oder eine QT-Verkürzung und/oder eine muldenförmige Senkung von ST sind nicht ohne weiteres als Ausdruck einer Glykosidintoleranz zu werten. Sie sollten zu einer sorgfältigen Kontrolle des Kranken, jedoch nicht in jedem Falle zu einer Reduzierung der Glykosiddosis veranlassen. Dasselbe gilt für eine auftretende Bradykardie bis zu einer Frequenz von ca. 50/min und/oder vereinzelt auftretender monotoper, monomorpher Extrasystolen.
Dagegen empfiehlt es sich, bei einer Bradykardie mit einer Frequenz zwischen 50 und 40 Schlägen/min, ferner beim Auftreten einer Bigeminie und/oder gehäuften polytopen und

polymorphen Extrasystolen eine zeitweilige Reduktion der bisherigen therapeutischen Glykosiddosis vorzunehmen.

Als prognostisch ernste Veränderungen sind das Auftreten eines Blockes II. Grades, von salvenartigen polytopen Extrasystolen, von paroxysmalem Vorhofflimmern sowie von Kammerflattern aufzufassen. Diese kardiotoxischen Reaktionen auf eine Glykosidüberdosierung im Rahmen einer Glykosidbehandlung oder aus suicidaler Absicht bedürfen einer sofortigen Beendigung der Glykosidzufuhr und wegen des ungewissen Krankheitsverlaufs eines evtl. lebensbedrohenden Zustandes auch einer stationären Überwachung.

24.8.7.4 Behandlung der Herzglykosidintoxikation

Da es kein spezifisches Antidot gegen Glykosidintoxikationen gibt, kommen lediglich symptomatische Behandlungsmaßnahmen in Frage.

Bei einer Glykosidintoxikation infolge eines Suicidversuches bzw. infolge einer absoluten oder relativen Überdosierung im Rahmen einer oralen Glykosidmedikation empfiehlt es sich, innerhalb der ersten Stunden nach der letzten Einnahme durch orale Zufuhr steroidbindender Substanzen die Resorption der noch im Intestinum vorhandenen Glykosidmenge zu verhindern. Sinnvoll und erfolgreich ist dies auch noch innerhalb der ersten Tage nach Absetzen einer oralen oder intravenös erfolgten Medikation von Glykosiden, welche einem enterohepatischen Kreislauf unterliegen, also nach Digitoxin- und in geringerem Maße auch nach Digoxingaben.

Nach CALDWELL et al. (1971), BAZZANO et al. (1972) sowie nach SMITH (1973b) haben sich sowohl *Cholestyramine* (NEGWER, 1971), ein Polystyrol-trimethylammonium-hydroxyd (Cuemid), als auch *Cholestipol* (Tetraäthylenpentamin) als wirksam erwiesen.

Nach täglicher oraler Gabe von 16 g Cholestyramine (Cuemid), beginnend 8 Std nach Digitoxineinnahme, wurden eine Verkürzung der Serum-$T_{1/2}$ von Digitoxin von 11 Tagen auf 6 und im Vergleich zu den Kontrollen eine über Tage zu verfolgende niedrigere Glykosidserumkonzentration beobachtet.

Als *gezielte symptomatische Maßnahmen* zur Behandlung einer Glykosidintoxikation kommen weiterhin in Frage:
1. eine ausreichende Kaliumzufuhr,
2. eine Senkung der Calciumionenkonzentration,
3. eine Medikation von Parasympathicolytica bzw. Sympathicomimetica bei AV-Überleitungsstörungen,
4. eine Behandlung mit Antiarrhythmica und evtl.
5. eine Kardioversion speziell bei ventriculären Tachykardien.

Eine Hypokalie bei evtl. noch normaler Kaliämie (Ursachen der Hypokalie s. 24.8.8.5) steigert die Sensibilität der Herzmuskelzellen auch gegenüber therapeutischen Glykosidgaben und begünstigt das Zustandekommen kardiotoxischer Wirkungen.

Als zusätzliche Ursachen für eine die kardiotoxische Glykosidwirkung verstärkende intracelluläre Hypokalie spielen sowohl die mit der Ödemausschwemmung durch Herzglykoside einhergehende erhöhte Kaliumausscheidung als auch ein verminderter Aldosteronabbau als Begleiterscheinung der Herzinsuffizienz und eine dadurch entsprechend erhöhte Kaliumausscheidung sowie die Hemmung der Membran-ATPase und ein dadurch erschwerter Kaliumrückstrom in das Zellinnere der Herzmuskelfaser während der Phase der Repolarisation eine Rolle.

Daher empfiehlt es sich, bei einer längerdauernden Salureticatherapie zusätzlich antikaliurische Substanzen (z. B. Triamteren (WHO), Amiloridhydrochlorid (WHO)) oder Aldosteronantagonisten zu verordnen, um Kaliumverlusten entgegenzuwirken.

Bei Symptomen und Zeichen einer Glykosidintoleranz oder -intoxikation sollte eine individuell dosierte Kaliumsubstitution unter klinischer und elektrokardiographischer Kontrolle sowie unter Überprüfung des Elektrolythaushaltes vorgenommen werden.

Zur Behandlung einer Glykosidintoxikation sollte, sofern keine Niereninsuffizienz besteht, eine initiale parenterale Infusion von 100–160 mval K^+ innerhalb von 24 Std in einer 5%igen Glucose-, Laevulose- oder einer Halbelektrolytlösung vorgenommen werden, wobei jedoch innerhalb einer Stunde nicht mehr als 20 mval K^+ zu infundieren ist.

Mit einer Infusion von 100 ml einer 7,45%igen Kaliumchloridlösung, verdünnt in 500–700 ml einer 5%igen Glucoselösung oder einer Halbelektrolytlösung, werden innerhalb eines Zeitraumes von 5–8 Std 100 mval K^+ zugeführt (1 ml einer 7,45%igen Kaliumchloridlösung enthält 1 mval K^+ = 39,1 mg K^+; 1 g KCl = 13,4 mval = 525 mg K^+).

An den folgenden Tagen können bei ungestörter Nierenfunktion entsprechend dem Grad der Intoxikation 50–100 mval täglich parenteral als Tropfinfusion oder 5–6 g KCl in Form von Granulat oder einer entsprechenden Menge eines der im Handel befindlichen Kaliumsalze oral während der Mahlzeiten zugeführt werden.

Senkung der Calciumionenkonzentration. Bei suicidaler oder schwerer accidenteller Herzglykosidintoxikation kommen Substanzen in Frage, welche in der Lage sind, die biologisch wirksame ionisierte Calciumfraktion herabzusetzen und dadurch die Toxizität des Herzglykosides zu verringern.

Durch die Infusion von 50–100 ml einer 3,8%igen Natriumcitratlösung innerhalb von 2–3 Std wird bei gleichbleibenden Calciumserumwerten der ionisierte Anteil des Calciums in Form eines löslichen Calciumcitratkomplexes gebunden, ohne daß bereits tetanische Erscheinungen auftreten (KRAUTWALD u. DOROW, 1940).

Das Natriumsalz der Äthylendiamintetraessigsäure (Na_2EDTA), 0,4 g in 200 ml physiologischer Kochsalzlösung innerhalb von 2 Std als Tropfinfusion (evtl. 2–3mal innerhalb von 24 Std am ersten Tage), bewirkt als Chelatbildner eine Herabsetzung der Calciumwirkung.

Parasympathicolytica und Sympathicomimetica. Zur Herabsetzung des Vagotonus erweist sich bei einer Bradykardie mäßigen Grades und evtl. auch bei AV-Überleitungsstörungen Atropinum sulfuricum in einer Dosierung von täglich 2–3mal 0,5 mg i. U. als nützlich. Von den Sympathicomimetica kommt zur Beeinflussung einer Bradykardie bzw. einer AV-Überleitungsverlängerung Orciprenalinsulfat (WHO), Alupent, in Frage.

Einer antiarrhythmischen Therapie (s. Antiarrhythmica) bedürfen evtl. gehäuft vorkommende polytope Extrasystolen sowie paroxysmale salvenartige Extrasystolen u. a. glykosid-

bedingte Rhythmusstörungen. Als Antiarrhythmicum kommt u.a. auch Phenytoin (WHO) in Frage (HANSEN, H. W. et al., 1971), z. B. Phenhydan 0,1–0,2 g oral, u. U. 2 × täglich oder bei schweren Rhythmusstörungen 125–250 mg innerhalb von 5–10 min i. v.
Bei extremer Bradykardie ist eine temporäre Anlage eines Schrittmachers zu erwägen.

Kardioversion. Ist eine durch eine Herzglykosidintoxikation induzierte schwere Störung der Erregungsbildung, wie eine ventriculäre Tachykardie oder Kammerflattern, durch andere Maßnahmen nicht zu beeinflussen, so kommt eine Elektrokardioversion in Frage. Diese Maßnahme ist jedoch mit dem Risiko eines Kammerflimmerns behaftet. Bei Hunden mit digitalisinduzierter ventriculärer Tachykardie kam es nach Kardioversion in der Hälfte der Fälle zu Kammerflimmern (LOWN et al., 1965; GILBERT u. CUDDY, 1965).

Ein frühzeitiges Achten auf Zeichen einer beginnenden Glykosidintoleranz und Befragen des Patienten nach evtl. Unverträglichkeitssymptomen können toxische Glykosidwirkungen verhüten und vor allem plötzliche Todesfälle infolge von Kammerflimmern nach Glykosidüberdosierung verhindern.

24.8.8 Diureticamedikation bei Herzinsuffizienz

24.8.8.1 Indikationen und Risiken bei Herzinsuffizienz

Auch die Anwendung von Diuretica bei der Behandlung der Herzinsuffizienz bedarf einer individuell zu stellenden Indikation. Zu entscheiden ist, ob Diuretica überhaupt erforderlich sind, wann mit ihnen begonnen werden soll und welche Pharmaca in welcher Dosierung, wie lange, kontinuierlich oder intermittierend, zweckmäßigerweise anzuwenden sind. Die jeweilige Entscheidung hängt außer vom Schweregrad der Herzinsuffizienz u. a. davon ab, ob auch eine Natriumrestriktion der Nahrung durchgeführt werden kann und inwieweit zeitweilig eine strengere körperliche Schonung möglich ist.
Der Nachweis kardialer Ödeme sollte nicht routinemäßig eine sofortige Behandlung mit Diuretica veranlassen. Durch muskuläre Herzinsuffizienz verursachte Ödeme sind in der Regel zunächst mit Herzglykosiden, körperlicher Schonung und bei stärker ausgeprägten Ödemen auch mit einer natriumreduzierten Kost zu behandeln.

Risiken einer sofortigen gleichzeitigen Glykosid- und Diureticaanwendung. Unzweckmäßig und evtl. mit Risiken behaftet ist ein sofortiger gleichzeitiger Therapiebeginn mit Herzglykosiden und Diuretica, ohne daß eine dringliche Indikation dazu besteht, da:
— die Ansprechbarkeit des insuffizienten Herzens auf Herzglykoside und der individuelle Glykosidbedarf des Kranken nicht genau beurteilt werden können, weil der diuretische Effekt des Herzglykosids von dem des verabreichten Diureticums nicht zu differenzieren ist,
— die Stärke der durch beide Pharmaca ausgelösten Diurese nicht im voraus zu beurteilen ist und es bei einer extremen und überstürzten Wasserausscheidung infolge Blutdrucksenkung, Plasmavolumenverminderung und Bluteindickung zu thromboembolischen Komplikationen kommen kann und

— da schließlich durch zu ausgiebige und zu schnelle Ödemausscheidung erhebliche Elektrolytstörungen verursacht werden.

Indikationen zur sofortigen simultanen Behandlung mit Herzglykosiden u. Diuretica. Ein sofortiger simultaner Beginn der Herzglykosid- und Diureticatherapie ist daher nur indiziert in akuten kardialen Notsituationen, wie
— bei akutem Lungenödem,
— bei Anasarka mit ausgedehnten Höhlenergüssen und schwerster Atembehinderung und
— in allen Krankheitssituationen, bei denen infolge schwerer Stauungserscheinungen eine evtl. erst nach mehreren Stunden oder gar erst nach Tagen einsetzende diuretische Wirkung der Herzglykoside nicht abgewartet werden kann,
— ferner bei Herzinsuffizienz mit Ödemen primär nichtmuskulärer Genese.

Intermittierende bzw. Langzeitdiureticamedikation. Als ergänzende therapeutische Maßnahme einer Herzglykosidbehandlung ist die Anwendung von Diuretica indiziert bei:
— allen Formen der chronischen Herzinsuffizienz mit Ödemen, welche durch Herzglykoside allein nicht vollständig mobilisiert und ausgeschieden werden können,
— chronisch rezidivierendem Lungenödem, z. B. infolge von Mitralstenose,
— bei Lungenstauung und interstitiellem Lungenödem infolge von Linksherzinsuffizienz jeglicher Ursache.

24.8.8.2 Diuretica mit natriuretischer Wirkung

Vor Beginn jeder nicht dringlich indizierten Natriureticamedikation empfiehlt es sich, eine Revision der Diagnose und der bisherigen Therapie vorzunehmen und in Frage kommende Ursachen einer ungenügenden Ausschwemmung von Ödemen durch Herzglykoside zu erwägen (s. therapierefraktäre Herzinsuffizienz, Abschnitt 24.8.6.1).
Jedes durch eine muskuläre Herzinsuffizienz verursachte Ödem stellt eine Manifestation einer isotonen Hyperhydratation dar. Da diese Vergrößerung des extracellulären Raumes infolge einer krankhaften (positiven) Natriumbilanz zustandekommt, ist bei der Wahl der diuretisch wirksamen Substanzen zu berücksichtigen, daß nicht lediglich Diurese im ursprünglichen Sinne als Steigerung der 24Stundenurinmenge, sondern primär eine vermehrte Natriumausscheidung und eine dadurch sekundär gesteigerte Flüssigkeitsausscheidung als das therapeutische Ziel anzusehen ist. Eine Vermehrung der Urinmenge durch große Flüssigkeitszufuhr — Wasserdiurese — oder durch osmotische Diurese erreichen zu wollen, um dadurch kardiale Ödeme auszuschwemmen, ist als unzweckmäßig abzulehnen. Als Diuretica eignen sich vornehmlich Substanzen, welche infolge ihrer natriuretischen Wirkung zu einer vermehrten Wasserausscheidung führen und durch ihre Natriurese die Natriumbilanz wieder normalisieren.
Diuretica mit natriuretischer Wirkung sind:
a) die früher gebräuchlichen stark wirksamen, aber obsolet gewordenen Quecksilberdiuretica,
b) die nur schwach wirksamen und deshalb als Diuretica allein nur noch selten verordneten Purinderivate Theophyllin, Theobromin und Coffein,

c) der Carboanhydratasehemmer Acetazolamid (WHO), welchem für die Therapie der Herzinsuffizienz praktisch keine Bedeutung mehr zukommt,
d) Benzothiadiazinderivate und analoge Substanzen, ferner
e) die Etacrynsäure,
f) Aldosteronantagonisten und
g) antikaliuretische Substanzen.

Hg-Diuretica: Obwohl die komplexgebundenen Hg-Verbindungen vom Typ des Salyrgan eine starke saluretische Wirkung besitzen, empfiehlt es sich, im Hinblick auf die Verfügbarkeit besser verträglichere und ungefährlichere Natriuretica aus der Reihe der Benzothiadiazine, organische Quecksilberpräparate nur exzeptionell selten und nur aufgrund einer besonderen Indikation ergänzend neben anderen Saluretica versuchsweise anzuwenden.
Die starke Hemmung der Rückresorption von Natrium und Chlorionen im proximalen Tubulus bewirkt nach den ersten Gaben organischer Quecksilberpräparate eine besonders intensive, etwa 12 Std anhaltende Diurese mit einem vorwiegenden Natrium- und Chlorverlust und einer zunächst nach initialer Gabe nur geringen Kaliumausscheidung, welche nach mehrmaliger Anwendung jedoch beträchtlich ansteigt. Mehrmalige Gaben organischer Quecksilberpräparate bewirken infolge der erhöhten Chlorausscheidung eine metabolische hypochlorämische Alkalose, welche zu einer Abschwächung der diuretischen Wirkung führt — nur säurelabile Hg-Verbindungen sind diuretisch wirksam —. Orale Ammoniumchloridgaben können dem Auftreten einer metabolischen Alkalose entgegenwirken; öftere Gaben von Hg-Diuretica verursachen jedoch z. T. erhebliche Elektrolytstörungen und Nebenwirkungen in Form von Blutdruckabfall, Kreislaufstörungen, Übelkeit, Erbrechen, Apathie, Verwirrtheitszustände bis zum Koma sowie von allergischen Reaktionen (Flush, Fieber, Pruritus) und schließlich droht die Gefahr einer toxischen Quecksilberschädigung von Herz und Nieren.

Acetazolamid (WHO): Das für das Verständnis des Wirkungsmechanismus moderner Saluretica historisch bedeutsame Acetazolamid ist zur Behandlung kardialer Ödeme und zur Gewährleistung eines bleibenden ödemfreien Zustandes sehr viel weniger geeignet als die Benzothiadiazinderivate. Es wird heute nur noch vorwiegend bei speziellen Indikationen, z. B. zur intraoculären Drucksenkung in der Ophthalmologie, angewandt. Bei seiner Anwendung ist zu berücksichtigen, daß es nach mehrtägiger Anwendung zu einer metabolischen hyperchlorämischen Acidose infolge einer vermehrten $NaHCO_3$-Ausscheidung im stark alkalischen Urin kommt; die metabolische Acidose bewirkt eine Abschwächung bzw. ein Erlöschen des diuretischen Effektes. Das in Erythrocyten und Nierenrinde besonders reichlich vorkommende Enzym der Carboanhydratase katalysiert und kontrolliert sowohl den Vorgang der Hydratation wie den der Dehydratation von H_2CO_3 in beiden Richtungen.

$$CO_2 + H_2O \rightleftharpoons H_2CO_3 \rightleftharpoons H^+ + HCO_3^-$$

Durch die Dissoziation von H_2CO_3 wird ein Austausch von intracellulären H^+-Ionen gegen intratubuläre Natriumionen ermöglicht. In die Tubulusepithelien gelangte Natriumionen verbinden sich mit HCO_3^- zu $NaHCO_3$ und die in das Tubuluslumen gelangten H^+-Ionen mit HCO_3^- zu H_2CO_3, welches durch das Enzym zu H_2O und CO_2 katalysiert wird; CO_2 diffundiert in die Tubulusepithelien zurück und H_2O gelangt zur Ausscheidung. Bei Blockierung des Enzyms durch Acetazolamid unterbleibt dieser Austausch von H^+-Ionen gegen Na^+-Ionen. Na^+ wird nicht aus dem Tubulus rückresorbiert, desgleichen auch nicht HCO_3^-, so daß es zu einer Natriurese durch $NaHCO_3$ und einer entsprechenden H_2O-Ausscheidung kommt. Die Natriurese geht mit einem erheblichen Kaliumverlust einher.
Die erforderliche orale Tagesgabe von Acetazolamid beträgt etwa 5 mg/kg Körpergewicht. Die Fermentblockierung hält danach etwa 6 Std an. Die Anwendung von Acetazolamid zur Behandlung kardialer Ödeme ist allenfalls noch indiziert bei kardialer Insuffizienz mit Stauungserscheinungen und gleichzeitig bestehendem behandlungsbedürftigem Glaukom. Nebenwirkungen sind bei intermittierender Anwendung selten. Nach längerem Gebrauch treten gelegentlich auf: Appetitlosigkeit, erhöhte Müdigkeit, Parästhesien, Erregungszustände, bei gleichzeitiger Lebercirrhose auch Verwirrtheitszustände, ferner allergische Reaktionen in Form von Fieber, Hauterscheinungen, evtl. auch Knochenmarksdepressionen und sulfonamidähnliche Nierenschädigungen. Eine längere Anwendung kann zu einer Hemmung der Jodaufnahme in die Schilddrüse führen. Infolge einer verminderten Citratausscheidung kann es zur Bildung von Kalkkonkrementen in den Nierenbecken kommen. Kontraindiziert ist seine Anwendung bei metabolischer Acidose infolge von Niereninsuffizienz.

Benzothiadiazinderivate und die ihnen analogen Substanzen sind unter den zur Zeit verfügbaren Natriuretica als *Mittel der Wahl* anzusehen (Tabelle 24.11). Sie sind gut verträglich

Tabelle 24.11. Die im Handel befindlichen gebräuchlichen Benzothiadiazidpräparate

generic name	Tagesdosis in mg
Chlorothiazid (WHO)	500–1000
Hydrochlorothiazid (WHO)	25–50
Trichlormethiazid (WHO)	4–8
Cyclopenthiazid (WHO)	0,5–1
Polythiazid (WHO)	2–4
Butizid	5–10
Hydroflumethiazid (WHO)	50–100

und werden von einigen Ausnahmen abgesehen schnell und fast vollständig aus dem Darm resorbiert. Ihre Wirkung ist vom Zustand des Säure-Basen-Haushaltes unabhängig — im Gegensatz zu Acetazolamid und den Quecksilberdiuretica. Wegen ihrer ausreichend intensiven und verläßlichen natriuretischen Wirkung sind die meisten der im Handel befindlichen Präparate bei entsprechender Indikation, einer adäquaten Dosierung und Anwendung unter entsprechender Kontrolle des Elektrolythaushaltes als wirksame, gut verträgliche Natriuretica zu empfehlen.
Thiadiazine und ihre analogen Substanzen, welche im Organismus selbst keine wesentliche metabolische Transforma-

tion erfahren, werden im proximalen Tubulus in das Lumen sezerniert und entfalten einen direkten Effekt auf den tubulären Natrium- und Chlortransport. Durch Hemmung der Rückresorption von Na$^+$ kommt es zu einer Natriurese und einer daraus resultierenden vermehrten Ausscheidung von Wasser. Die Wirkungsdauer der einzelnen Saluretica, welche u. a. von deren renaler Ausscheidungsgeschwindigkeit abhängt, beträgt für Furosemid (WHO) z. B. ca. 6 Std, für die mittellang wirkenden Benzothiadiazine etwa 24 Std. Mit der erhöhten Natriurese geht eine entsprechend große Chlorurese einher. Infolge einer vermehrten Sekretion von K$^+$ im distalen Tubulussegment kommt es nach längerer Anwendung von Thiadiazinen evtl. zu einem erheblichen Kaliumverlust.

Die Thiadiazine sind im wesentlichen wirkungsgleich — ihr genauer Wirkungsmechanismus ist noch unbekannt. Sie greifen im proximalen Teil des distalen Tubulus an mit Ausnahme von Furosemid und Etacrynsäure, welche auch zusätzliche Angriffspunkte an der Henleschen Schleife besitzen.

Gleich ist auch die therapeutische Breite der Thiadiazinpräparate. Unterschiede in der Resorptionsgeschwindigkeit und -größe und in der Lipoidlöslichkeit und andere Faktoren in Abhängigkeit von der unterschiedlichen chemischen Konstitution erfordern für eine adäquate Wirkung der einzelnen Thiadiazinpräparate eine z. T. erheblich unterschiedliche Dosierung. Substanzen, welche nur in wenigen Milligramm zugeführt zu werden brauchen, sind jedoch *a priori* nicht denen vorzuziehen, welche eine höhere Dosierung erfordern.

Wegen ihrer prinzipiellen Wirkungsgleichheit und ihrer offenbar identischen Angriffspunkte ist es bei einer unbefriedigenden natriuretischen Wirkung eines Thiadiazinpräparates nicht sinnvoll, dieses gegen ein anderes Thiadiazinpräparat auszutauschen. Es empfiehlt sich vielmehr, zunächst einmal die Dosis zu steigern.

Die Thiadiazinpräparate können als mittellang wirkende Saluretica bezeichnet werden. Ihre Wirkung setzt nach 1–3 Std ein und hält bis zu 24 Std an. Es genügt damit eine einmalige Gabe, um eine über Stunden anhaltende, nicht zu abrupte, sondern gleichmäßige Natriurese und Wasserausscheidung zu erreichen. Ist die Anwendung eines Saluretikums erforderlich, so empfiehlt es sich daher, wenn keine akute Notsituation eine forcierte Entwässerung dringlich macht, mit einem Thiadiazinpräparat in niedriger Dosierung zu beginnen, z. B. etwa mit 5 mg Butizid, mit 0,5 mg Cyclopenthiazid oder mit 4 mg Trichlormethiazid, in nicht dringlichen Fällen evtl. sogar mit der Hälfte der oben angegebenen Mengen. Auf diese Weise wird die Ansprechbarkeit des Organismus auf das Natriureticum getestet und eine überstürzte Diurese vermieden. Nach einer mehrtägigen Applikation einer als wirksam erkannten Dosis sollte ein Übergang auf eine Intervalltherapie erwogen werden, so daß evtl. nur 2- oder 3mal wöchentlich ein Natriureticum verabreicht wird, denn durch eine intermittierende Behandlung können Störungen im Elektrolythaushalt verringert werden.

Nebenwirkungen und toxische Erscheinungen nach Benzothiadiazinderivaten sind relativ selten. Am häufigsten kommt es nach langdauernder Zufuhr bzw. nach unzweckmäßig hoher Dosierung zu Elektrolytstörungen, insbesondere zu Symptomen und Zeichen einer Hypokalie. Gelegentlich treten auch allergische Hauterscheinungen auf. Eine Hemmung der Harnsäureausscheidung kann zu Gichtattacken führen. Das Blutbild bedarf im Hinblick auf eine evtl. auftretende Neutropenie einer Kontrolle. Häufiger kommt es, vor allem bei latentem Diabetes, zu einer Hyperglykämie und leichterer Glukosurie. Nieren- oder Leberaffektionen können durch intensive oder längerdauernde Thiadiazinbehandlung eine Verschlechterung erfahren.

Tabelle 24.12. Die den Benzothiadiazinderivaten analogen Substanzen

generic name	Tagesdosis in mg
Furosemid (WHO)	40–80
Clopamid (WHO)	20–40
Mefrusid (WHO)	25–50
Quinethazon (WHO)	50–100
Chlorthalidon (WHO)	100–200

Benzothiadiazinanaloga (Tabelle 24.12). Diese wirken qualitativ ähnlich wie die Benzothiadiazinpräparate. Dasselbe gilt für Art und Häufigkeit der Nebenwirkungen. Chlorthalidon und auch Polythiazid haben eine protrahiertere Wirkung. Wegen der langsameren Resorption aus dem Darm und der protrahierteren Wirkung von Chlorthalidon ist dieses nur in schweren Fällen während der ersten Tage in einer Tagesdosis von 100–200 mg zu verabreichen. Danach empfiehlt es sich, auf eine intermittierende, nur 2–3mal wöchentlich erfolgende Gabe von jeweils nur 50–100 mg als Tagesdosis überzugehen.

Furosemid (WHO) entfaltet einen sehr guten natriuretischen und diuretischen Effekt, seine Wirkung beginnt auch nach oraler Gabe bereits nach etwa 30 Min. Da die Hemmung der Na$^+$-Rückresorption durch Furosemid am proximalen und distalen Nephron erfolgt und seine Angriffspunkte mit denen der Benzothiadiazinpräparate offenbar nicht identisch sind, kann eine maximale Diurese nach Gabe eines Thiadiazinpräparates durch Furosemidgabe noch gesteigert werden, wie dies in ähnlicher Weise auch durch Etacrynsäure der Fall ist.

Eine kombinierte Anwendung von Furosemid und Etacrynsäure wirkt sich dagegen nicht in einer wechselseitigen Steigerung ihrer diuretischen Wirkung aus. Ihre Angriffspunkte am Nephron scheinen daher weitgehend identisch zu sein. Die Indikationen für Furosemid zur unterstützenden Behandlung der Herzinsuffizienz sind die gleichen wie die für die Thiadiazinderivate. Es ist jedoch zu berücksichtigen, daß die schnell und intensiv erfolgende Natriurese und Flüssigkeitsausscheidung in der Therapie der chronischen Herzinsuffizienz eine Verteilung der täglichen Dosis auf mehrere Einzelgaben erforderlich macht, um eine zu abrupte Diurese zu vermeiden. Wegen der schnell einsetzenden und intensiv erfolgenden Natriurese und Ödemausschwemmung vor allem nach intravenöser Zufuhr ist es zur Behandlung des interstitiellen und intraalveolären Lungenödems besonders geeignet.

Die Nebenwirkungen nach Furosemid sind nach längerdauernder, unzweckmäßig hoher Dosierung Auftreten von Elektrolytstörungen, insbesondere Symptome und Zeichen einer Hypokalie bzw. Hypokaliämie; bei latentem Diabetes mellitus oder Hyperuricämie kann es wie unter der Therapie mit Thiadiazinderivaten ebenfalls zu einer Verschlechterung der Stoffwechsellage kommen. Nur selten treten gastrische Störungen, Parästhesien, Thrombocytopenie, Neutropenie oder Hauterscheinungen auf.

Etacrynsäure, Acidum etacrynicum (WHO), besitzt ähnliche pharmakologische Eigenschaften wie Furosemid; es wird vom Darm her gut resorbiert, die diuretische Wirkung setzt jedoch nicht so schnell ein wie nach Furosemid. Die Natriumrückresorption erfolgt an mehreren Stellen des Nephrons, die offenbar mit den Angriffspunkten des Furosemids identisch sind. Seine Wirkungsdauer ist kürzer als diejenige der Thiadiazinderivate. Seine therapeutische Anwendung bringt in gleicher Weise wie diejenige nach Thiadiazinderivaten und seinen analogen Substanzen eine vermehrte Kaliumsekretion im distalen Tubulus mit sich. Längerer Gebrauch und eine hohe Dosierung führen als Folge einer besonders hohen Chlorausscheidung, des Kaliumverlustes und einer erhöhten Wasserstoffionensekretion in den Tubulus zu einer metabolischen Alkalose.

Die Indikationen zu ihrer Anwendung sind die gleichen wie für die Thiadiazinderivate. Wie Furosemid eignet es sich besonders auch als zusätzliches Natriureticum zu einem Benzothiadiazinderivat, welches sich allein als nicht genügend wirksam erweist. Nach längerer Anwendung können Nebenwirkungen in Form von gastrointestinalen Störungen, Neutropenie oder Thrombozytopenie auftreten. Sehr selten, und nur nach hoher Dosierung, kommt es zu einer Cochlearisschädigung.

Aldosteronantagonisten. Die physiologische stimulierende Wirkung von Aldosteron auf die Natriumrückresorption aus dem distalen Tubulus und die Kaliumsekretion aus den Tubulusepithelien in das Lumen hinein wird durch die kompetitiv wirksam werdenden Aldosteronantagonisten, z. B. *Spironolacton* (Aldactone), aufgehoben.

Nach mehrtägigen Gaben von Spironolacton kommt es zu einer vermehrten Natrium- und Chlorionenausscheidung und einer entsprechenden Steigerung der Urinmenge. Infolge des verminderten Kationenaustausches im distalen Tubulus sistiert bzw. verringert sich besonders die Kalium-, aber auch die Wasserstoff- und Ammoniumionenausscheidung.

Spironolacton nimmt unter den für die Therapie bedeutsamen Natriuretica in mehrfacher Hinsicht eine Sonderstellung ein.

Die Natriurese durch Spironolacton ist nicht mit einem Kaliumverlust gekoppelt, da Kalium retiniert wird, so daß der Kaliumspiegel besonders bei bestehender Niereninsuffizienz sorgfältig im Hinblick auf eine sich entwickelnde Hyperkaliämie zu kontrollieren ist.

Der volle diuretische Effekt tritt nach 3-5tägiger Medikation ein. Die initial erforderlichen höheren Tagesgaben von 0,2-0,4 g können nach Einsetzen der vollen Wirkung auf eine niedrigere (0,1-0,2 g) tägliche Erhaltungsdosis reduziert werden. — Natriuretica mit schnellem Wirkungseintritt wie die der meisten Thiadiazinderivate sind dagegen zweckmäßigerweise anfangs eher niedrig zu dosieren und erst bei ungenügendem diuretischen Effekt in allmählich zu steigernder Dosis zu verabreichen.

Eine weitere Sonderstellung unter den Diuretica nimmt Spironolacton dadurch ein, daß es nach Untersuchungen von SCHRÖDER et al. (1972) auch eine direkt positiv inotrope Wirkung auf den Herzmuskel auszuüben vermag.

Spironolacton wirkt selbst nicht toxisch. Nebenwirkungen treten nur selten auf in Form flüchtiger Exantheme. Entsprechend seiner Steroidnatur mit evtl. schwachen hormonalen Wirkungen kommt es gelegentlich zu einer Gynäkomastie, welche sich einige Wochen bis Monate nach Beendigung der Medikation wieder zurückbildet. Bei herzinsuffizienten Patienten mit gleichzeitiger Niereninsuffizienz besteht nach Spironolactongabe die Gefahr einer Hyperkaliämie.

Der besondere therapeutische Wert des Spironolactons besteht darin, daß seine natriuretische Wirkung sich mit derjenigen der Thiadiazinderivate oder ihrer analogen Substanzen bzw. auch mit derjenigen der Etacrynsäure addiert und daß Spironolacton die Kaliumsekretion im distalen Tubulus aufhebt und dadurch die Kaliurese, welche mit der Anwendung von Thiadiazinderivaten und den meisten übrigen Diuretica verbunden ist, abzuschwächen oder aufzuheben vermag.

Weitere antikaliuretische Pharmaka. Triamteren (WHO) weist bezüglich seines natriuretischen Effektes bei fehlender oder nur sehr geringer Kaliumausscheidung gewisse Ähnlichkeiten mit demjenigen des Spironolactons auf. Es ist selbst jedoch kein Aldosteronantagonist. Seine natriuretische und kaliumretinierende Wirkung kommt unabhängig von der Anwesenheit von Aldosteron zustande. Selten verursacht es Nebenwirkungen in Form von Übelkeit, Brechreiz oder Schwindelgefühl. Bei Niereninsuffizienz besteht auch nach Triamterengaben die Gefahr einer Hyperkaliämie. Triamteren wird in der Regel nur in Kombination mit anderen Natriuretica verwendet.

Amiloridhydrochlorid (WHO) bewirkt ebenfalls, ohne selbst ein Aldosteronantagonist zu sein, durch Beeinflussung des Austausches von Natrium gegen Kalium im distalen Tubulus eine Natriurese bei verringerter K^+- und H^+-Ionenausscheidung. Die bei einer Tagesdosis bis zu 20 mg nach einigen Stunden einsetzende und nach ca. 10 Std maximale Wirkung hält etwa 24 Std an. Eine Kontrolle des Kaliumspiegels ist erforderlich, um eine evtl. auftretende Hyperkaliämie zu vermeiden.

24.8.8.3 Kombinierte Anwendung mehrerer Natriuretica

Erweist sich ein Benzothiadiazinderivat oder ein Präparat aus der Reihe der ihnen analogen Substanzen allein als nicht genügend wirksam und ist auch durch eine Dosissteigerung der betreffenden Substanz keine stärkere Diurese zu erzielen, so kann bei selbstverständlich kontinuierlich fortzuführender Glykosidtherapie die gleichzeitige zusätzliche Anwendung von Furosemid oder von Etacrynsäure eine Steigerung der Diurese bewirken. Eine Zweierkombination von einem Benzothiadiazinderivat mit Spironolacton bietet außer dem additiven natriuretischen Effekt den großen Vorteil, daß durch Spironolacton dem saluretisch bedingten Kaliumverlust entgegengewirkt wird. Für schwere Formen der kardialen Insuffizienz wird u. U. außer der Medikation mit Herzglykosiden eine Dreierkombination von Natriuretica erforderlich. So kann ein Benzothiadiazinderivat mit Furosemid und Spiro-

nolacton oder mit Spironolacton und Etacrynsäure kombiniert werden.
Die unterschiedlichen Angriffspunkte bzw. anderen Wirkungsmechanismen derartiger Kombinationen bewirken einen additiven natriuretischen Effekt, so daß u. U. sogar therapierefraktäre Ödeme günstig beeinflußt werden.
Erweist sich eine schwere hydropische kardiale Dekompensation auch einer kombinierten natriuretischen Behandlung gegenüber als therapierefraktär, so kommt als *Ultima ratio* eine Peritonealdialyse gegen hypertone Lösungen in Frage, durch welche innerhalb von 24 Std ein mehrere Liter betragender Flüssigkeitsentzug bewirkt werden kann.

24.8.8.4 Elektrolytstörungen nach Anwendung von Diuretica

Die gebräuchlichen Saluretica führen mit Ausnahme der Aldosteronantagonisten (Aldactone) und des Triamteren um so eher zu einem Kaliumverlust, je höher dosiert und je länger sie verabreicht werden. Die am häufigsten vorkommende Störung des Elektrolythaushaltes nach Gaben von Natriuretica ist die Hypokalie. Da diese die Toxizität von Herzglykosiden erhöht und daher bereits im therapeutischen Bereich der Herzglykoside Unverträglichkeitserscheinungen bewirkt, bedarf der Elektrolythaushalt bei jeder chronischen Herzglykosidmedikation einer besonderen Beachtung, besonders wenn Natriuretica über einen längeren Zeitraum verabreicht werden. Zweckmäßig und bei normaler Nierenfunktion völlig risikolos ist daher selbst bei normalen (3,6–5,2 mval/l) Serumkaliumwerten eine rechtzeitig begonnene orale Kaliumsubstitution in einer ausreichenden Dosierung, mindestens in Höhe des normalen Tagesbedarfs von ca. 60–100 mval.

Ein normaler Serumkaliumwert schließt das Vorliegen einer Hypokalie nicht aus; denn eine Hypokalie infolge intracellulärer Kaliumverminderung ist mit der konventionellen Kaliumbestimmungsmethode nicht zu erfassen. Typische *Hypokaliämieveränderungen im EKG* in Form von ST-Senkung, T-Abflachungen und Auftreten einer positiven U-Welle bzw. deren Verschmelzung mit der T-Welle treten in der Regel erst bei stärkeren Graden einer Hypokaliämie auf. Bei dem durchschnittlich zu niedrigem Kaliumgehalt der Nahrung ist daher bei jeder Diureticaverordnung auf etwaige Symptome einer Hypokalie und nach in Frage kommenden Ursachen eines Kaliummangels mittels gezielter Anamnese zu fahnden.

Kaliummangelsymptome — ohne daß eine strenge Korrelation zu den Serumkaliumwerten besteht — sind: Adynamie, Hyporeflexie, Tonusverlust der Skelett- und glatten Muskulatur, Magen-Darm-Blasen-Atonie, Apathie, Schläfrigkeit bis zur Somnolenz, evtl. kardiovasculäre Symptome wie Hypotonie, Frequenz- oder Rhythmusstörungen. Nur bei schweren Kaliummangelzuständen und bei besonders großem und schnellem Kaliumverlust bzw. bei familiärer paroxysmaler Hypokaliämie kommt es zu schlaffen Lähmungen der Skelettmuskulatur. Als *Ursachen für eine Hypokalie* kommen in Frage:
unzureichende Kaliumzufuhr durch Fehl- oder Mangelernährung,
erhöhte Kaliumverluste — oft in Kombination mit verminderter Zufuhr — *durch den Darm* infolge längeren Erbrechens, chronischer Diarrhöen, Colitis ulcerosa und wohl am häufigsten durch vermehrte Ausscheidung von Darmsekreten infolge eines chronischen Gebrauchs von Laxantien. — Mit der Ausscheidung von 200 ml Dickdarmsekret gehen etwa 4 mval Kalium verloren, das ist soviel, wie in einem Liter Blutplasma an Kalium enthalten ist.

Erhöhter Kaliumverlust über die Niere durch vorausgegangene Dauerbehandlung mit diureticahaltigen Antihypertensiva, Glucocorticoidhormon-Langzeitbehandlung bzw. bei bestehendem Morbus Cushing; Kaliumverlustniere als Sonderform der chronischen Pyelonephritis, bei chronischer Glomerulonephritis, einigen selteneren Tubulopathien, ferner bei primärem (Conn-Syndrom) und sekundärem (hydropische Herzinsuffizienz, Lebercirrhose) Aldosteronismus.

Vermehrter intracellulärer Kaliumeinstrom aus dem extracellulären Raum bei akutem Glykogenaufbau, Insulintherapie bei Coma diabeticum, ferner bei Proteinaufbau nach Operation oder konsumierenden Krankheiten und ferner bei alkalotischer Stoffwechsellage.
Eine Kaliumsubstitution auch bei normalen Kaliumserumwerten ist daher um so eher geboten, als obengenannte Hinweise auf einen latenten Kaliummangel gegeben sind.

Eine **Hyperkaliämie** (Werte über 5,5 mval/l) hingegen kann im Verlaufe einer unkontrollierten langen Behandlung mit antikaliuretischen Substanzen wie Triamteren (WHO) sowie Amiloridhydrochlorid (WHO) oder Aldosteronantagonisten, Aldactone, auftreten. Besonders leicht kommt es zu einer unerwünscht hohen Kaliumretention,
— wenn gleichzeitig eine Kaliumausscheidungsstörung infolge einer Niereninsuffizienz besteht,
— zu reichliche Infusionen von Blutkonserven oder K-Penicillin vorgenommen werden oder
— eine vermehrte intracelluläre Kaliumfreisetzung durch Hämolyse bzw. größeren Gewebszerfall (Crush oder Leberdystrophie) erfolgt.

Die klinischen Symptome einer Hyperkaliämie sind nicht immer eindeutig ausgeprägt. Nach einer Phase gesteigerter neuromuskulärer Erregbarkeit kann es zu hypokalieähnlichen Symptomen mit Hyporeflexie bis zu Muskellähmungen kommen. Die Gefahr eines Herzstillstandes, vor allem bei Serumkaliumwerten oberhalb etwa 8 mval/l, besteht in einem Kreislaufstillstand infolge Herzstillstand.

Vor allem die Elektrolyt-, aber auch EKG-Kontrollen (Verbreiterung von QRS, Auftreten von schenkelblockähnlichen Bildern, zeltförmigen spitzen T-Zacken) sichern die Diagnose Hyperkaliämie, so daß durch entsprechende Maßnahmen fatale kardiale Komplikationen zu vermeiden sind. Die Behandlung der Hyperkaliämie besteht darin, Spironolacton abzusetzen und in leichteren Fällen durch Kationenaustauscherharze die extrarenale Kaliumausscheidung zu steigern. Resonium A tauscht Natrium gegen Kalium aus. Bei Hyperkaliämie und gleichzeitig bestehenden Ödemen ist zweckmäßiger Calcium Serdolit anzuwenden, welches Calcium gegen Kalium austauscht. Beide Harze sind oral in Wasser aufgeschwemmt 3 bis 4mal täglich je 20 g oder mehrmals 50 g in 200 ml Flüssigkeit als Klysma zu verabreichen.

Bei Kaliumserumwerten um 7 mval bzw. bei auftretenden Rhythmusstörungen und deutlichen hyperkaliämischen EKG-Veränderungen empfiehlt es sich, bald mit einer Dialysebehandlung zu beginnen.

Störungen des Natrium- und Wasserhaushaltes als Folge einer Ödembehandlung mit Saluretica kommen sehr viel seltener vor als solche des Kaliumhaushaltes.
Bei der Behandlung kardialer Ödeme mit Herzglykosiden und/oder Diuretica kann es gelegentlich zu einer Hyponatriämie kommen. Eine Hypernatriämie kommt bei kardialen sowie nephrotischen Ödemen und solchen infolge dekompensierter Lebercirrhose praktisch nicht vor, es sei denn, daß irrtümlicherweise hypertone Natriumchloridinfusionen vorgenommen wurden. Bei den genannten Ödemen handelt es sich um eine isotone Hydratation mit normalen Natriumserumwerten bei erhöhtem Natriumkörperbestand (Hypernatrie).
Eine durch Herzglykoside oder durch Diuretica verursachte *Hyponatriämie* manifestiert sich als
a) hypotone Dehydratation mit Hyponatriämie und gleichzeitiger Hyponatrie oder
b) hypotone Hydratation mit Hyponatriämie bei Normonatrie.

Hypotone Dehydratation mit Hyponatriämie und Hyponatrie. Nach hochdosierter und langer Anwendung von Benzothiadiazinderivaten und deren analogen Substanzen, besonders durch eine schnelle Ausschwemmung großer Ödemmengen innerhalb weniger Tage, bzw. nach nicht mehr üblichen kurz aufeinanderfolgenden Entlastungspunktionen großer Höhlenergüsse kann es nicht nur zu einem Kalium-, sondern auch zu einem Natriumverlust kommen. Dieser äußert sich in Adynamie, Apathie, Muskelkrämpfen und Kollapsneigung durch Verkleinerung des Plasmavolumens. Die Beseitigung dieses Zustandes ist, unter Elektrolytkontrolle, leicht durch natriumchloridhaltige Infusionen zu beseitigen.

Hypotone Hydratation mit Hyponatriämie bei Normonatrie. Bei der hypotonen (hyponatriämischen) Hydratation mit normalem Natriumkörperbestand handelt es sich nicht um einen Natriummangel, sondern um eine *Verdünnungshyponatriämie*. Sie kann verursacht sein durch erhöhte intravenöse Zufuhr elektrolytfreier (Glucose u. a.) Lösungen und/oder eine verminderte renale Ausscheidung von Wasser bei Oligurie oder Anurie bzw. besonders auch bei Hypokalie durch eine Natriumverschiebung aus dem extracellulären Raum in die Zellen hinein — Austausch von 2 Na^+- und 1 H^+-Ion gegen 2 K^+-Ionen — und eine daraus resultierende Hyponatriämie und Alkalose im extracellulären Raum. Die Ödembildung kann dabei nur gering sein, da zugeführte Flüssigkeit vorwiegend intracellulär eingelagert wird. Sie ist zudem auch schwer von evtl. restlichen kardialen Ödemen zu differenzieren.
Die Symptomatik der Verdünnungshyponatriämie unterscheidet sich von der Mangelhyponatriämie vor allem durch das Fehlen eines Volumenkollapses. Als Symptome der hypotonen Hydratation treten auf Übelkeit, Erbrechen, Kopfschmerzen, Schwächedyspnoe, evtl. Lungenödem, Verwirrtheitszustände.
Die Pathogenese der Verdünnungshyponatriämie ist noch nicht definitiv geklärt. Als Ursache kommen u. a. eine erhöhte ADH-Aktivität bzw. ein Mangel an Corticosteroidhormonen in Frage.
Bei Feststellung einer Hyponatriämie entscheidet im wesentlichen das unterschiedliche klinische Bild die *Art des therapeutischen Vorgehens*. Bei einer Hyponatriämie bei bestehender Tendenz zum Volumenkollaps ist eine Elektrolyt- und Flüssigkeitszufuhr geboten. Bei der Verdünnungshyponatriämie kommt für leichtere Fälle ein 24stündiger Flüssigkeitsentzug in Frage, bei schwereren und bedrohlichen Fällen mit Hirnödem oder Lungenödem eine osmotische Diurese mittels einer Infusion von 250–500 ml einer 20%igen Mannitlösung.
Die Anwendung von Diuretica im Rahmen einer Behandlung der Herzinsuffizienz ist als *gefahrlos* zu bezeichnen, wenn:
— Natriuretica zu Beginn in eher niedriger Dosis verabreicht werden und auf eine langsame Ödemausschwemmung geachtet wird, wobei die 24-Stundenausscheidung 2 Liter nicht überschreiten sollte,
— Diuretica möglichst in Form einer Intervalltherapie angewandt werden und ferner
— der Elektrolythaushalt besonders während einer erforderlichen Dauermedikation mit Natriuretica in regelmäßigen Abständen kontrolliert und rechtzeitig mit einer Substitutionstherapie bzw. mit einer zusätzlichen Gabe von Aldosteronantagonisten oder antikaliuretischen Substanzen begonnen wird.

24.8.9 Zur kausalen Therapie der Herzinsuffizienz

Herzglykosidtherapie, Diureticaanwendung, Diätetik und Maßnahmen der Allgemeinbehandlung sind, auch wenn Symptome und Zeichen der Herzmuskelinsuffizienz dadurch beherrscht werden, nur symptomatische Therapie. Erst eine gleichzeitige Beeinflussung der die Herzinsuffizienz verursachenden Faktoren kann eine fortschreitende Schädigung des Herzmuskels verhindern.
Die kausale Therapie der Herzinsuffizienz krankt oft daran, daß sie nicht frühzeitig genug erwogen und begonnen und/oder nicht intensiv und lange genug und in erforderlichen Fällen nicht kontinuierlich durchgeführt wird. Letzteres betrifft vor allem die erforderliche kontinuierliche antihypertensive Therapie der Hypertonie sowie die Langzeitbehandlung bzw. regelmäßige Intervalltherapie der Emphysembronchitis. Das gilt weiterhin in besonderem Maße hinsichtlich der Intensität und Dauer der Behandlung des Rheumatismus verus. Nach Beseitigung der akuten Symptomatik schwelt oft ein nunmehr symptomenarmer afebriler Rheumatismus weiter, da die Behandlung nicht intensiv und lange genug konsequent erfolgt war.
Die therapeutische Indolenz chronischen Streptokokkeninfektionen gegenüber stellt ferner nicht selten eine wirksame kausale Therapie in Frage.
Spätestens nach Beseitigung der Herzinsuffizienzzeichen mittels der in diesem therapeutischen Abschnitt vornehmlich abgehandelten symptomatischen Therapie ist es unbedingt erforderlich, sich die Frage vorzulegen, ob alle ätiologischen Faktoren bzw. auslösenden Ursachen für die Beeinträchtigung der Kontraktilität der Herzmuskelzellen befriedigend geklärt und therapeutisch berücksichtigt wurden.
Die Therapie, soweit sie spezielle Krankheitszustände des Herzens betrifft (z. B. der Endocarditis lenta, des Myokardinfarktes, Cor pulmonale u. a.) ist in den entsprechenden Abschnitten abgehandelt.
Darüber hinaus ist aber bei jeder akuten und chronischen Allgemeinerkrankung, besonders bei Infektionskrankheiten, eine fakultative infektiös-toxische Herzmuskelschädigung zu

erwägen, deren Existenz eine besonders konsequente Ausheilung der ursächlichen Grundkrankheit erfordert, wie eine entsprechend lange Rekonvaleszenz, z. B. nach Pneumonie oder echter Virusgrippe u. a.

24.8.10 Die Prophylaxe der Herzinsuffizienz

Die Forderung nach einer rechtzeitigen konsequenten Behandlung jeder Allgemeinerkrankung als Beitrag zur kausalen Therapie der Herzinsuffizienz gilt in besonderem Maße auch für die Prophylaxe der Herzinsuffizienz. Als Erfordernis zwar jedem Arzt bewußt, wird sie dennoch, und zwar nicht nur von seiten des Patienten, oft genug nicht genügend beachtet. Bis vor wenigen Jahren noch ergaben Katamnesen vieler Patienten mit entzündlich verursachten Herzerkrankungen und schwerer Dekompensation (postinfektiöse, rheumatische Herzmuskelschäden und erworbene Vitien), daß recidivierende Streptokokkenanginen auch während der antibiotischen Aera nur eine unzulängliche Behandlung erfahren hatten bzw. daß ein initialer Schub eines Rheumatismus nicht intensiv und lange genug behandelt wurde. Die Prophylaxe der Herzinsuffizienz sollte daher den Streptokokkeninfektionen und ihren Folgeerkrankungen, dem Rheumatismus verus (auch der Verlaufsform ohne Gelenkbeteiligung) besondere Beachtung beimessen.

Eine Streptokokkenangina (Rachenabstrich) bedarf unabhängig von Fieberhöhe und -dauer sowie von subjektiven Beschwerden einer 8tägigen antibiotischen (Penicillin-)Therapie.

Wer eine zweimalige Streptokokkenangina durchgemacht hat, sollte unbedingt tonsillektomiert werden und nicht erst nach mehreren rheumatischen Rezidiven im Rahmen der Behandlung z. B. einer Mitralklappenstenose.

Prophylaxe von Infektionen ist Prophylaxe einer Kontraktilitätsminderung der Herzmuskelfasern. Bei Virusinfektionen, z. B. durch Coxsackieviren mit einer Manifestation als seröse Meningitis, ist auch an eine Miterkrankung des Herzens in Form einer Virusmyokarditis zu denken und danach die Dauer der Behandlung und der Rekonvaleszenz zu bemessen. Potentiell bedeutet jeder Allgemeininfekt (auch stärkere Common-cold-Virusinfektionen) eine Schädigung der Herzmuskelzellen, selbst wenn Myokarditiszeichen oder eine Funktionsminderung klinisch nicht erfaßbar sind. Prophylaxe beinhaltet in solchen Fällen Beachtung körperlicher Schonung oder wenigstens Vermeidung zusätzlicher Belastungen. Von den direkt oder indirekt den Herzmuskel in den höheren Dezennien besonders schädigenden Einflüssen, welche durch Prophylaxe — entsprechende Aufklärung, ärztliche Führung und auch eigenes Beispiel — gemindert oder verhindert werden können, sollen stichwortartig hier nur erwähnt werden der Tabakkonsum, das Übergewicht, der Diabetes mellitus und die Hypertonie.

Das noch funktionstüchtige Herz eines Hypertonikers wird vor einer Herzinsuffizienz am sichersten bewahrt, wenn der erhöhte Blutdruck möglichst kontinuierlich auf eine annähernd normale Höhe reduziert wird. Dies zu gewährleisten, erfordert für bestimmte zeitliche Perioden eine mehrtägige, täglich mehrmalige Blutdruckmessung unter annähernd gleichen Bedingungen und eine Protokollierung der Meßwerte, um dementsprechend die Höhe der Dosierung der Antihypertensiva und die zeitliche Placierung der Medikamente variieren zu können. Bei Blutdruckmessungen nur während der Sprechstunde bleiben unter den Bedingungen des normalen Tagesablaufs auftretende Blutdruckerhöhungen unerkannt. Anzustreben ist daher, die Patienten, welche dazu fähig erscheinen, den Blutdruck selbst kontrollieren zu lassen. Die Verordnung eines Blutdruckmeßapparates und eines Stethoskopes mit der Aufforderung an den Patienten, in zu bestimmenden Abständen mehrere Tage lang mehrmals täglich den Blutdruck zu messen und zu protokollieren, ist nach unseren Erfahrungen sehr zu empfehlen. Nach entsprechender Anleitung erlernen das intelligente Patienten relativ schnell. Die ergänzenden Blutdruckkontrollen durch den Patienten erleichtern dem behandelnden Arzt, die antihypertensiven Pharmaca so zu dosieren und den Zeitpunkt ihrer Einnahme zu bestimmen, daß die antihypertensive Therapie kontinuierlich wirksam gestaltet wird.

Die Behandlung insbesondere der chronischen Herzmuskelinsuffizienz ist insgesamt weitgehend eine Frage der ärztlichen Führung. Auch für sie gilt „non modo quid, sed quo modo". Nicht nur was, sondern wie etwas geschieht, bestimmt auch bei der Behandlung der Herzinsuffizienz den Erfolg.

Literatur (Kap. 24.8)

ABENDROTH, R., NEUDERT, U.: Untersuchungen über den Wirkungseintritt von β-Methyl-Digoxin. Herz/Kreisl. 3, 335 (1971).
ASCHENBRENNER, R.: Die Wahl der herzwirksamen Pharmaka in der Praxis. Verh. dtsch. Ges. Kreisl.-Forsch. 26, 38 (1960).
ASHLEY, J. J., BROWN, B. T., OKITA, G. T., WRIGHT, S. E.: The metabolites of cardiac glycosides of human urine. J. biol. Chem. 223, 315 (1958).
AUGSBERGER, A.: Quantitatives zur Therapie mit Herzglykosiden. I. Mitteilung: Die Variabilität von Glykosidbedarf und -toleranz. Med. Welt Bd. II, 1471 (1951).
AUGSBURGER, A.: Quantitatives zur Therapie mit Herzglykosiden. II. Mitteilung: Kumulation und Abklingen der Wirkung. Klin. Wschr. 32, 945 (1954).
AUGSBERGER, A.: Glossarium zur Glykosidbehandlung der Herzinsuffizienz. Sandorama (Sandoz) 1973, 8.
BAYER, O., JOST, F.: Neuere Aspekte zur Therapie mit Herzglykosiden. Dtsch. med. J. 21, 1 (1970).
BAZZANO, G., BAZZANO, G. S.: Digitalisintoxication. Treatment with a new steroidbinding resin. J. A. M. A. 220, 828 (1972).
BELLER, G. A., SMITH, T. W., ABELMANN, W. H., HABER, E., HOOD, W. B.: Digitalis intoxication. A prospective study with serum level correlations. New Engl. J. Med. 284, 989 (1971).
BELZ, G. G., BRECH, W., RUDOFSKY, G., HÄRICH, B., NISSEN, H., FRANZ, E., STAUCH, M.: Plasmaspiegel und Halbwertzeiten von Proscillaridin bei gesunden und niereninsuffizienten Versuchspersonen. Verh. dtsch. Ges. inn. Med. 79, 1044 (1973).
BERTLER, A., REDFORS, A.: Zit. von Eva STEINESS, 1973.
BLOOM, PH. M., NELP, W. B.: Relationship of the excretion of tritiated digoxin to renal function. Amer. J. med. Sci. 251, 43 (1966).
BLUMBERGER, K.: Behandlung der Herzinsuffizienz mit Glykosiden. Verh. dtsch. Ges. Kreisl.-Forsch. 26, 10 (1960).
BRASS, H.: Die Pharmakokinetik von ^{3}H-α-Acetyldigoxin und ^{3}H-K-Strophanthin bei terminaler Niereninsuffizienz. Verh. dtsch. Ges. Kreisl.-Forsch. 36, 382 (1970).
BUCHBORN, E.: Pharmakologie neuer Diuretika. Verh. dtsch. Ges. Kreisl.-Forsch. 26, 47 (1960).
BUCHBORN, E., JAHRMÄRKER, H., KARL, H. J., MARTINI, G. A., MÜLLER, W., RIECKER, G., SCHWIEGK, H., SIEGENTHALER, W., STICH, W.: Therapie innerer Krankheiten. Berlin–Heidelberg–New York: Springer 1973.

BUTLER JUN., V. P., CHEN, J. P.: Digoxin-specific antibodies. Proc. nat. Acad. Sci. (Wash.) **57**, 71 (1967).

CALDWELL, J. H., GRENNBERGER, N. J.: Interruption of the enterohepatic circulation of digitoxin by cholestyramine. I. Protection against lethal digitoxinintoxication. J. clin. Inv. **50**, 2626 (1971).

CARBONIN, P. U., ZECCHI, P., BELLOCCI, F., RUFFA, S., LOPERFIDO, F.: Pharmakokinetik von Methyl-^{3}H-Digoxin nach oraler und intravenöser Gabe beim normalen Menschen. XXXII Congr. Soc. Ital. Cardiol., Taormina, 30. 5.–2. 6. 1971. Atti Soc. ital. Cardiol. **16**, 721 (1971).

CHAMBERLAIN, D. A., WHITE, R. J., HOWARD, M. R., SMITH, T. W.: Plasma digoxin concentration in patients with atrial fibrillation. Brit. med. J. **1970 III**, 429.

COLTART, J.: Therapeutic myocardial digoxin concentrations. Amer. Heart J. **85**, 571 (1973).

COLTART, J., HOWARD, M., CHAMBERLAIN, D.: Myocardial and skeletal muscle concentrations of digoxin in patients on longterm therapy. Brit. med. J. **1972 II**, 318.

DEUTSCHER, R. N., HARRISON, D. C., GOLDMAN, R. H.: The relation between myocardial ^{3}H-digoxin concentration and its hemodynamic effects. Amer. J. Cardiol. **29**, 47 (1972).

DOERING, W., KÖNIG, E., KRONSKI, D., HALL, D.: Bestimmung der Kenngrößen von β-Methyl-Digoxin mit Einschwemmkatheterverfahren und nicht invasiven Methoden. Dtsch. med. Wschr. **98**, 2274 (1973).

DOHERTY, J. E.: The Pharmacokinetics of tritiated Digoxin. Pharmacological and clinical significance of Pharmacokinetics. Symposion Schloß Reinhartshausen 1969, p. 95. Stuttgart–New York: Schattauer 1970.

DOHERTY, J. E., FLANIGAN, W. J., MURPHY, M. L., BULLOCH, R. T., DALRYMPLE, G. L., BEARD, O. W., PERKINS, W. H.: Tritiated digoxin. XIV Enterohepatic circulation, absorption and excretion studies in human volunteers. Circulation **42**, 867 (1970).

DOHERTY, J. E., FLANIGAN, W. J., PATTERSON, R. M., DALRYMPLE, G. V.: The excretion of tritiated digoxin in normal human volunteers before and after unilateral nephrectomy. Circulation **40**, 555 (1969).

DOHERTY, J. E., PERKINS, W. H.: Studies with tritiated digoxin in human subjects after intravenous administration. Amer. Heart J. **63**, 528 (1962).

DOHERTY, J. E., PERKINS, W. H.: Tissue concentration and turnover of tritiated digoxin in dogs. Amer. J. Cardiol. **17**, 47 (1966).

DOHERTY, J. E., PERKINS, W. H.: The distribution and concentration of tritiated digoxin in human tissues. Ann. intern. Med. **66**, 116 (1967).

DOHERTY, J. E., PERKINS, W. H., MITCHELL, G. K.: Tritiated digoxin studies in human subjects. Arch. int. Med. **108**, 531 (1961).

DWENGER, A., HABERLAND, G.: Metabolism of ^{3}H-Digoxin and some acetyl-digoxins time-dependent formation of hydrophilic metabolites after oral application in man. Naunyn-Schmiedeberg's Arch. exp. Path. Pharmak. **270**, 102 (1971).

EDENS, E.: Digitalisfibel für den Arzt, 4. Aufl., S. 23, § 56. Berlin: Springer 1941.

EICKENBUSCH, W., LAHRTZ, H., SEPPELT, U., VAN ZWIETEN, P. A.: Serum concentration and urinary excretion of ^{3}H-ouabain and ^{3}H-digitoxin in patients suffering from hyperthyroidism or hypothyroidism. Klin. Wschr. **48**, 270 (1970).

EWY, G. A., GROVES, B. M., BALL, M. F., NIMMO, L., JACKSON, B., MARCUS, F.: Digoxin metabolism in obesity. Circulation **44**, 810 (1971).

EWY, G. A., KAPADIA, G. G., YAO, L., LULLIN, M., MARCUS, F. T.: Digoxin metabolism in the elderly. Circulation **34**, 449 (1969).

FALCH, D., TEIEN, A.: The influence of kidney function on the plasma level and urinary excretion of digoxin. Symposion on Digitalis, Oslo 1973, p. 183. Oslo: Gyldendal Norsk Forlag 1973.

FLECKENSTEIN, A.: Stoffwechselprobleme bei der Myokardinsuffizienz. Verh. dtsch. Ges. Path. **51**, 15 (1967).

FLECKENSTEIN, A.: Experimentelle Pathologie der akuten und chronischen Herzinsuffizienz. Verh. dtsch. Ges. Kreisl.-Forsch. **34**, 15 (1968).

FLECKENSTEIN, A., DÖRING, H. J., KAMMERMEIER, H.: Myokardstoffwechsel und Insuffizienz. Ärztl. Forsch. **21**, 1 (1967).

GILBERT, R., CUDDY, R. P.: Digitalis intoxication following conversion to sinus rhythm. Circulation **32**, 58 (1965).

GILLMANN, H.: Grundlagen der Therapie mit Herzglykosiden. Dtsch. med. Wschr. **88**, 10 (1963).

GREFF, K.: Bestimmungen des Blutspiegels von Digoxin, Digitoxin u. g-Strophanthin mit Hilfe radioimmunologischer Methoden. Herz/Kreisl. **6**, 145 (1974).

GROSSE-BROCKHOFF, F., HENGELS, K. J., FRITSCH, W. P., GRABENSEE, B., HAUSAMEN, T. U.: Serumdigoxinspiegel und Nierenfunktion. Dtsch. med. Wschr. **98**, 1547 (1973).

HAEDE, W., LINDNER, E.: Herzwirksame Glykoside u. Aglukone. In: Arzneimittel, Bd. II (G. EHRHART, H. RUSCHIG, Hrsg.), S. 215. Weinheim: Verlag Chemie 1972.

HÄRTEL, G., MANNINEN, V., MELIN, J., APAJALATH, A.: Serumdigoxin concentrations with a new digoxin derivate, β-methyldigoxin. Ann. clin. Res. **5**, 87 (1973).

HANSEN, H. W., WAGNER, H. H.: Diphenylhydantoin in der Behandlung der Herzinsuffizienz. Dtsch. med. Wschr. **96**, 1866 (1971).

HOLZMANN, M.: Klinische Elektrokardiographie. 4. Aufl. S. 394. Stuttgart: Thieme (1961).

HUFFMAN, D. H., AZARNOFF, D. L.: Absorption of orally given digoxin preparations. J. Amer. med. Ass. **222**, 957 (1972).

JAHRMÄRKER, H.: Chronische Herzinsuffizienz einschließlich Therapie mit Herzglykosiden. In: Therapie innerer Krankheiten (E. BUCHBORN, H. JAHRMÄRKER, H. J. KARL, G. A. MARTINI, W. MÜLLER, G. RIECKER, H. SCHWIEGK, W. SIEGENTHALER, W. STICH, Hrsg.). Berlin–Heidelberg–New York: Springer 1973.

KAISER, F.: Teilsynthetische Herzglykosid-Derivate mit verbesserter enteraler Wirksamkeit. Planta med. (Stuttg) Suppl. **4**, 52 (1971).

KATZUNG, B. G., MEYERS, F. H.: Excretion of radioactive digitoxin by the dog. J. Pharmacol. exp. Ther. **149**, 257 (1965).

KLEIGER, R., LOWN, B.: Cardioversion and digitalis. Circulation **33**, 878 (1966).

KLEPZIG, H.: Herz und Gefäßkrankheiten. Stuttgart: Thieme 1968.

KÖNIG, E., OHLY, A.: Quantitative Eigenschaften eines neuen Herzglykosids. Med. Klinik **65**, 296 (1970).

KÖNIG, K., REINDELL, H., HOFFMANN, G.: Zur Frage der Glykosid-Dauer der Intervallbehandlung bei der Belastungsinsuffizienz des Herzens. Dtsch. med. Wschr. **92**, 292 (1967).

KÖNIG, K., REINDELL, H., HOFFMANN, G., ACHTERMANN, R.: Zur Frage der Glykosid-Therapie bei der latenten Herzinsuffizienz (Belastungsinsuffizienz) unter besonderer Berücksichtigung des Altersherzens. Arch. Kreisl.-Forsch. **43**, 86 (1964).

KOLENDA, K. D., LÜLLMANN, H., PETERS, T., SEILER, K. U.: The plasma level, uptake by the liver and biliary excretion of tritiated cardiac glykosides studied by means of the isolated perfused guinea pig liver. Brit. J. Pharmacol. **41**, 648 (1971).

KRAMER, P., HORENKAMP, J., WILLMS, B., SCHELER, F.: Das Kumulationsverhalten verschiedener Herzglykoside bei Anurie. Dtsch. med. Wschr. **95**, 444 (1970).

KRAMER, P., SCHELER, F.: Eliminationskinetische Kriterien für die Auswahl von Herzglykosiden bei Niereninsuffizienz. In: Medikamentöse Therapie bei Nierenerkrankungen, 4. Freibur-

ger Tagg. Fortschr. Nephrol. 1970, S. 143. Stuttgart: Thieme 1971.
KRAMER, P., SCHELER, F.: Renale Eliminationskinetik verschiedener Herzglykoside. Dtsch. med. Wschr. **97**, 1485 (1972).
KRAMER, P., WILLMS, B., HORENKAMP, J., SCHELER, F.: Blutspiegelkinetik u. renale Clearance von ^{3}H-Peruvosid. Klin. Wschr. **47**, 1157 (1969).
KRAUTWALD, A.: Digitalis-Therapie mit Hilfe von Dosierungs-Tabellen. Stuttgart–New York: Schattauer 1969.
KRAUTWALD, A.: Arzneimittel-Kodex, Klassifikation und Indikationsverzeichnis der Arzneipräparate der Bundesrepublik Deutschland. Stuttgart: Fischer 1972.
KRAUTWALD, A.: Konzertierte Therapie der Herzinsuffizienz. In: Langzeittherapie und Rehabilitation des chronisch kranken Herzens (H. ROSKAMM, H. REINDELL, Hrsg.), S. 111. Mannheim: Großdruckerei Mannheimer Morgen 1973.
KRAUTWALD, A., DOROW, H.: Über die Verträglichkeit größerer intravenöser Natriumcitratgaben. Naunyn-Schmiedeberg's Arch. exp. Path. Pharmak. **194**, 691 (1940).
KUSCHINSKY, K.: Über die Bindungseigenschaften von Plasmaproteinen für Herzglykoside. Naunyn-Schmiedeberg's Arch. exp. Path. Pharmak. **262**, 388 (1969).
KUSCHINSKY, G., LÜLLMANN, H.: Kurzes Lehrbuch der Pharmakologie, 5. Aufl. Stuttgart: Thieme 1972.
KUSCHINSKY, K., LÜLLMANN, H., VAN ZWIETEN, P. A.: A comparison of the accumulation and release of ^{3}H-ouabain and ^{3}H-digitoxin by guinea-pig heart muscle. Brit. J. Pharmacol. **32**, 598 (1968).
KWANG, S. L., KLAUS, W.: The subcellular Basis for the mechanism of inotrop action of cardial glycosides. Pharmacol. Rev. **23**, 193 (1971).
LAHRTZ, H., REINHOLD, H. M., VAN ZWIETEN, P. A.: Serum-Konzentration und Ausscheidung von ^{3}H-Digitoxin beim Menschen unter normalen und pathologischen Bedingungen. Klin. Wschr. **47**, 695 (1969).
LARBIG, D.: In: Langzeittherapie und Rehabilitation des chronisch kranken Herzens (H. ROSKAMM, H. REINDELL, Hrsg.), S. 137. Mannheim: Großdruckerei Mannheimer Morgen 1973.
LARBIG, D., KOCHSIEK, K.: Zur radioimmunchemischen Bestimmung von Digoxin und Digoxinderivaten. Dtsch. med. Wschr. **97**, 1310 (1972).
LARBIG, D., KOCHSIEK, K., SCHRADER, CHR.: Klinische Aspekte der radioimmunochemischen Bestimmung der Serum-Digoxinkonzentration. Dtsch. med. Wschr. **97**, 139 (1972).
LARBIG, D., SCHELER, F., SCHMIDT, H. J., BETZIEN, G., KAUFMANN, B.: Untersuchungen zur enteralen Resorption von β-Methyl-Digoxin. Klin. Wschr. **49**, 604 (1971).
LIMBOURG, P., JUST, H., FIEGEL, P., MICHAELIS, J., ROSSELLEN, E.: Untersuchungen zur Resorption und zum Wirkungseintritt von β-Methyl-Digoxin bei Patienten. Arzneimittel-Forsch. **23**, 60 (1973).
LINDENBAUM, J., MELLOW, M. H., BLACKSTONE, M. O., BUTLER, V. P.: Variation in biologic availability of digoxin from four preparations. New Engl. J. Med. **285**, 1344 (1971).
LOOSEN, H., NIEDERHOFF, H.: Berechnungsgrundlagen für exakte Dosierung beim Wechsel von Herzglykosiden. Arch. Kreisl.-Forsch. **37**, 153 (1962).
LOWN, B., KLEIGER, R., WILLIAMS, J.: Cardioversion and digitalis drugs: changed threshold to electric shock in digitalized animals. Circulat. Res. **17**, 519 (1965).
LUKAS, D. S.: Some aspects of the distribution and disposition of digitoxin in man. Ann. N. Y. Acad. Sci. **179**, 338 (1971).
LUKAS, D. S.: The pharmacokinetics and metabolism of digitoxin in man. Symposion on Digitalis, Oslo 1973, p. 84. Oslo: Gyldendal Norsk Forlag 1973a.
LUKAS, D. S.: The influence of the liver in the chemical transformation of digitoxin. Symposion on Digitalis, Oslo 1973, p. 192. Oslo: Gyldendal Norsk Forlag 1973b.
LUKAS, D. S., DE MARTINO, A. G.: Binding of digitoxin and some related cardenolides to human proteins. J. clin. Invest. **48**, 1041 (1969).
LUKAS, D. S., PETERSON, R. F.: Double isotope dilution derivative assay of digitoxin in plasma, urine and stool of patients maintained on the drug. J. clin. Invest. **45**, 782 (1966).
LÜLLMANN, H., PETERS, T.: The cardioactivity of digitoxin metabolites. Europ. J. clin. Pharmacol. **14**, 204 (1971).
LÜLLMANN, H., PETERS, T.: Studies on the site of action of cardiac glycosides. Symposion on Digitalis, Oslo 1973, p. 125. Oslo: Gyldendal Norsk Forlag 1973.
LÜLLMANN, H., PETERS, T., SEILER, K. U.: Über die Verteilung und Biotransformation verschiedener Herzglykoside. Dtsch. med. Wschr. **96**, 1018 (1971).
LÜLLMANN, H., PETERS, T., VAN ZWIETEN, P. A.: The distribution of ^{3}H-labelled cardenolides between isolated guinea pig atrial tissue and circulating, oxygenated whole blood. Brit. J. Pharmacol. **36**, 276 (1969).
LÜLLMANN, H., VAN ZWIETEN, P. A.: The kinetic behaviour of cardiac glycosides in vivo measured by isotope techniques. J. Pharm. Pharmacol. **21**, 1 (1969).
MANNINEN, V., MELIN, J., HÄRTEL, G.: Serum-Digoxin concentrations during treatment with different preparations. Lancet **1971 II**, 934.
MARCUS, F. I.: Metabolism of digoxin in normal man and factors influencing the body distribution. Symposion on Digitalis, Oslo 1973, p. 112. Oslo: Gyldendal Norsk Forlag 1973a.
MARCUS, F. I.: The role of the liver in the transformation and excretion of digoxin. Symposion on Digitalis, Oslo 1973, p. 200. Oslo: Gyldendal Norsk Forlag 1973b.
MARCUS, F. I., KAPADIA, G. G.: The metabolism of tritiated digoxin in cirrhotic patients. Gastroenterology **47**, 517 (1964).
MARKS, B. H., DUTTA, S., GAUTHIERS, E., ELLIOTT, D.: Distribution in plasma, uptake by the heart and excretion of ^{3}H-ouabain in human subjects. J. Pharmacol. exp. Ther. **145**, 351 (1964).
MASON, D. T., BRAUNWALD, E.: Studies on digitalis. IX. Effects of ouabain on the nonfailing human heart. J. clin. Invest. **42**, 1, 1105 (1963).
MASON, D. T., SPANN JUN., J. F., ZELIS, R.: New developments in the understanding of the actions of the digitalis glycosides. Progr. cardiovasc. Dis. **11**, 443 (1969).
MEGGES, S. R., REPKE, K.: Über Faktoren, welche die orale Wirksamkeit von Herzglykosiden bestimmen. Naunyn-Schmiedeberg's Arch. exp. Path. Pharmak. **241**, 534 (1961).
MOE, G. H.: Digitalis and allied cardiac glycosides. In: The Pharmacological Basis of Therapeutics, 4th ed. (L. S. GOODMAN, A. GILMAN, eds.). New York: Macmillan 1970.
MORRISON, J., KILLIP, T.: Radioimmunoassay of digitoxin. Clin. Res. **18**, 353 (1972).
MUDGE, G. H.: Drugs affecting renal function and electrolyte metabolism. In: The Pharmacological Basis of Therapeutics, 4th ed. (L. S. GOODMAN, A. GILMAN, eds.). New York: Macmillan 1970.
NEGWER, M.: Organisch-chemische Arzneimittel und ihre Synonyma. Berlin: Akademie Verlag 1971.
OGILVIE, R. I., RUEDY, J.: An educational program in digitalis therapy. J. Amer. med. Ass. **222**, 50 (1972).
OKITA, G. T.: Distribution, Disposition and Excretion of Digitalis Glykosides. In: Digitalis, p. 13 (CH. FISCH, B. SURAWICZ, eds.). New York: Grune & Stratton 1969.
OKITA, G. T., TALSO, P. J., CURRY JUN., J. H., SMITH JUN., F. D., GEILING, E. M. K.: Metabolic fate of radioactive digitoxin in human subjects. J. Pharmacol. exp. Ther. **115**, 371 (1955a).
OLIVER, G. CH.: Radioimmunoassay: digitoxin. Symposium on Digitalis, Oslo 1973, p. 78. Oslo: Gyldendal Norsk Forlag 1973.

OLIVER, G. C., PARKER, B. M., PARKER, C. W.: Radioimmunoassay for digoxin. Technique and clinical application. Amer. J. Med. 51, 186 (1971).
PETERS, U., HAUSAMEN, T. U., GROSSE-BROCKHOFF, F.: Therapie mit Digitoxin unter Kontrolle des Serum-Digitoxinspiegels. Dtsch. med. Wschr. 99, 1701 (1974).
RASMUSSEN, K., JERVEL, J., STORSTEIN, L., GJERDRUM, K.: Digitoxin kinetics in patients with impaired renal function. Clin. Pharmacol. Ther. 13, 6 (1972).
REDFORS, A., BERTLER, Å., SCHÜLLER, H.: The ratio between myocardial and plasma levels of digoxin in man. Symposium on Digitalis, Oslo 1973, p. 265. Oslo: Gyldendal Norsk Forlag 1973.
REINDELL, H., KEUL, J., DOLL, E.: Herzinsuffizienz, Int. Symp., Hinterzarten 1967. Stuttgart: Thieme 1968.
REINDELL, H., KÖNIG, K., HOFFMANN, G.: Frühdigitalisierung und Dauerdigitalisierung bei der Belastungsinsuffizienz des Herzens. Münch. med. Wschr. 107, 873 (1965).
RENNEKAMP, H., RENNEKAMP, CH., ABSHAGEN, U., v. BERGMANN, K., RIETBROCK, N.: Pharmacokinetic behavior of 4'''-Methyldigoxin in man. Naunyn-Schmiedeberg's Arch. exp. Path. Pharmak. 243, 172 (1972).
REPKE, K.: Verteilung, Ausscheidung und Stoffwechsel von Digitoxin in der Ratte. Naunyn-Schmiedeberg's Arch. exp. Path. Pharmak. 233, 271 (1958).
REPKE, K.: Die Bis- und Mono-digitoxoside des Digitoxigenins und Digoxigenins, Metaboliten des Digitoxin. Naunyn-Schmiedeberg's Arch. exp. Path. Pharmak. 237, 155 (1959).
REPKE, K.: Biochemie und Klinik der Digitalis. Internist 7, 418 (1966).
REPKE, K.: Stoffwechsel und Wirkung von Digitalisglykosiden. Öst. Apoth.-Ztg. 24, 515 (1970).
REPKE, K.: Zit. nach N. RIETBROCK, U. ABSHAGEN, 1973.
RIETBROCK, N., ABSHAGEN, U.: Stoffwechsel und Pharmakokinetik der Lanataglykoside beim Menschen. Dtsch. med. Wschr. 98, 117 (1973).
RIETBROCK, N., ABSHAGEN, U., v. BERGMANN, K., KEWITZ, H.: Pharmacokinetic of digoxin and its 4'''-acetyl and methylderivates in the rat. Naunyn-Schmiedeberg's Arch. exp. Path. Pharmak. 274, 171 (1972b).
RIETBROCK, N., v. BERGMANN, K., ABSHAGEN, U.: Cleavage of glykosidic bonds and formation of polar metabolits of digoxin and its derivates in rats. Naunyn-Schmiedeberg's Arch. exp. Path. Pharmak. 274, 92 (1972a).
RIETBROCK, N., RENNEKAMP, CHR., RENNEKAMP, H., v. BERGMANN, K., ABSHAGEN, U.: Demethylation and cleavage of glycoside bonds of 4'''-Methyldigoxin in man. Naunyn-Schmiedeberg's Arch. exp. Path. Pharmak. 272, 450 (1972c).
ROESCH, A., KOCH, K., SCHAUMANN, W.: β-Methyl-digoxin. V. Protein binding, tissue distribution and extra-cardiac effects in rats and mice. Naunyn-Schmiedeberg's Arch. exp. Path. Pharmak. 279, 211 (1973).
SANCHEZ, N., SHEINER, L. B., HALKIN, M., MELMON, K. L.: Pharmacokinetics of digoxin: interpreting bioavailability. Brit. med. J. 1973 IV, 132.
SCHAUMANN, W.: Die Pharmakokinetik von Digitalisglykosiden und ihre Bedeutung für die Therapie. Therapiewoche 23, II, 2894 (1973).
SCHAUMANN, W., ZIELSKE, F., KOHLER, K., KOCH, K.: β-Methyldigoxin, speed of absorption in guinea pigs in comparison to other cardiac glykosides. Naunyn-Schmiedeberg's Arch. exp. Path. Pharmak. 272, 32 (1972).
SCHELER, F., WIGGER, W., HÖFFLER, D., QUELLHORST, E.: Steigerung der Digitalistoxizität bei eingeschränkter Nierenfunktion. Dtsch. med. Wschr. 90, 1614 (1965).
SCHELLONG, F.: EKG-Diagnostik der Herzmuskelerkrankungen. Verh. Dtsch. Ges. Inn. Med. 48, 288 (1936).

SCHIRMEISTER, J., DECOT, M.: Die Behandlung mit Herzglykosiden. Ärztl. Praxis 23, 2313 (1971).
SCHÖLMERICH, P., PABST, K., JAHRREIS, O., LANGE, K.: Nebenwirkungen der Therapie mit Herzglykosiden. Dtsch. med. Wschr. 89, 12 (1964).
SCHRÖDER, R., RAMDOHR, B., HÜTTEMANN, U., SCHÜREN, K. P.: Direkte positiv-inotrope Herzwirkung von Aldactone. Dtsch. med. Wschr. 97, 1535 (1972).
SCHWIEGK, H., JAHRMÄRKER, H.: Therapie der Herzinsuffizienz. In: Handbuch der inneren Medizin (H. SCHWIEGK, Hrsg.), Bd. IX/1, S. 402. Herz und Kreislauf. Berlin–Göttingen–Heidelberg: Springer 1960.
SELDEN, R. TH., SMITH, W.: Oubain pharmacokinetics in dog and man. Circulation 45, 1176 (1972).
SHAW, T. R. D., HOWARD, M. R., HAWER, J.: Variation in the biological availability of digoxin. Lancet 1972 II, 303.
SIEGENTHALER, W.: Behandlung der Herzkrankheiten mit Diuretika. Verh. dtsch. Ges. Kreisl.-Forsch. 26, 57 (1960).
SMITH, T. W.: Radioimmunoassay for serum digitoxin concentration: Methodology and clinical experience. J. Pharmacol. exp. Ther. 175, 352 (1970).
SMITH, T. W.: Ouabain-specific antibodies: Immunochemical properties and reversal of Na$^+$, K$^+$ activated adenosine triphosphatase inhibition. J. clin. Invest. 51, 1583 (1972).
SMITH, T. W.: Principles of radioimmunoassay: digoxin. Symposium on Digitalis, Oslo 1973, p. 70. Oslo: Gyldendal Norsk Forlag 1973a.
SMITH, T. W.: New approaches to the management of digitalis intoxication. Symposion on Digitalis, Oslo 1973, p. 312. Oslo: Gyldendal Norsk Forlag 1973b.
SMITH, T. W., BUTLER JUN., V. P., HABER, E.: Determination of therapeutic and toxic serum digoxin concentration by radioimmunoassay. New Engl. J. Med. 281, 1211 (1969).
SMITH, T. W., HABER, E.: Digoxin intoxication: the relationship of clinical presentation to serum digoxin concentration. J. clin. Invest. 49, 2377 (1970).
SPANG, K.: Rhythmusstörungen des Herzens. Stuttgart: Thieme 1957.
SPANN, J. F., BUCCINO, R. A., SONNENBLICK, E. H., BRAUNWALD, E.: Contractile state of cardiac muscle obtained from cats with experimentally produced ventricular hypertrophy and heart failure. Circulat. Res. 21, 341 (1967).
STEINESS Eva: Renal excretion of digoxin. Symposion on Digitalis, Oslo 1973, p. 178. Oslo: Gyldendal Norsk Forlag 1973.
STORSTEIN, L.: Paper and thin layer chromatography. Symposion on Digitalis, Oslo 1973, p. 9. Oslo: Gyldendal Norsk Forlag 1973a.
STORSTEIN, L.: The influence of renal function on the pharmacokinetics of digitoxin. Symposion on Digitalis, Oslo 1973, p. 158. Oslo: Gyldendal Norsk Forlag 1973b.
STORSTEIN, L.: The ratio between myocardial and serum levels of digitoxin. Symposion on Digitalis, Oslo 1973, p. 249. Oslo: Gyldendal Norsk Forlag 1973c.
STORSTEIN, L., MJØLNERØD, O.: Excretion of digitoxin in cholecystectomized patients with T-tube drainage. Symposion on Digitalis, Oslo 1973, p. 238. Oslo: Gyldendal Norsk Forlag 1973.
STORZ, H.: Quantitative Therapie mit Herzglykosiden. Med. Welt 17, 1802 (1966).
STORZ, H.: Die quantitative Wirksamkeit von β-Methyl-Digoxin. Med. Welt 21, 2066 (1970).
STROBACH, H., GREEFF, K., HORSTER, F. A., WILDMEISTER, W.: Radioimmunoassay for the determination of the serumdigoxin level after application of digoxin and digoxin derivates in man. Naunyn-Schmiedeberg's Arch. exp. Path. Pharmak. 274, Suppl. 113 (1972).
VOIGTLÄNDER, W., SCHAUMANN, W., KOCH, K., ZIELSKE, F.: β-Methyl-digoxin, blood levels, tissue distribution and metabolism

in the guinea pig. Naunyn-Schmiedeberg's Arch. exp. Path. Pharmak. **272**, 46 (1972).

WILLIAMS JUN., J. F.: New developments and therapeutic applications of cardiac stimulating agents. Amer. J. Cardiol. **32**, 491 (1973).

WINTERNITZ, M.: Der Einfluß der Digitalisdroge auf den Kammerkomplex des insuffizienten menschlichen Herzens. Ztschr. Klin. Med. **119**, 632 (1932).

WIRTH, K., BODEM, G., DENGLER, H. J.: Kinetik und Stoffwechsel von Digoxin und verwandten Herzglykosiden beim Menschen. Naunyn-Schmiedeberg's Arch. exp. Path. Pharmak. **269**, 427 (1971).

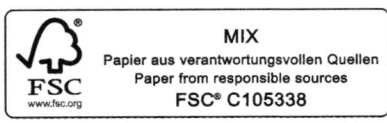

If you have any concerns about our products,
you can contact us on
ProductSafety@springernature.com

In case Publisher is established outside the EU,
the EU authorized representative is:
**Springer Nature Customer Service Center GmbH
Europaplatz 3, 69115 Heidelberg, Germany**

Printed by Libri Plureos GmbH
in Hamburg, Germany